新
誰でも読める
新生児脳波

■編集

奥村彰久
愛知医科大学小児科

城所博之
名古屋大学医学部小児科

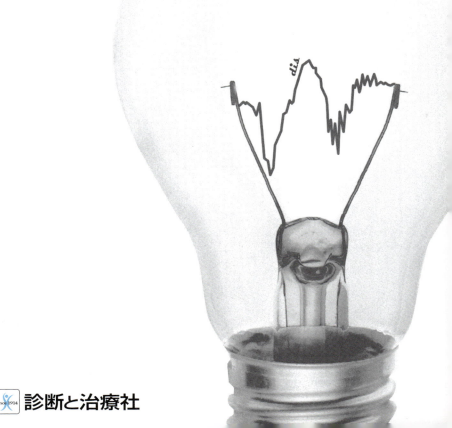

診断と治療社

推薦の序

　新生児医療では，新生児の脳が正常なのか障害されているのか，障害があるとすればその程度はどうか，いつどのように受傷したのか，神経学的後遺症が残るのかといった情報は，脳障害の新生児期における治療や予防，発症機序の解明などに重要である．このような情報を得る方法としてCT，MRI，超音波などの神経画像診断があるが，これらは空間分解能ではすぐれているが，時間分解能は劣っている．これに対し脳波は時間分解能にすぐれ，時々刻々の脳機能の変化を非侵襲的にベッドサイドで容易に検査できる極めて有用な検査法である．最近では小型のデジタル脳波計の普及，aEEGの導入などにより脳波検査の有用性がますます高まっており，周産期脳障害の診断や予後の判定，新生児発作の診断，成熟度の判定のみならず，連続的モニタリングによりリアルタイムで脳機能障害を検出し得るようになり，治療に結び付けられる可能性が高まっている．

　本書は，総論，正常脳波，異常脳波，新生児発作，aEEG，新生児脳波の実際とその応用からなっている．「総論」では，新生児脳波の判読には様々な障壁があるが，それを乗り越える努力をするだけの価値がある極めて有用な検査法であることが強調されている．そのうえで，新生児脳波の特徴，睡眠状態と脳波パターンの関係が解説されている．新生児の睡眠は大きく動睡眠と静睡眠に分けられるが，その周期とそれに対応する脳波パターンをコード化して判読する方法が記載されている．一見わかりにくいようであるが，習得してしまえばそのあとの「正常脳波」の理解に役立つので理解に努めていただきたい．なお，睡眠状態の判定にはポリグラフ記録が必要だが，実地臨床では必ずしも必要はない．睡眠状態と脳波パターンの間には有意な関連があるが1：1の対応はなく，脳波パターンの出現周期を理解したうえですべての脳波パターンを記録すれば判読は十分可能である．「正常脳波」では，脳波パターン別にコードを用いて脳波の発達がわかりやすく説明されている．ここで注意していただきたいのは総論でも触れられているが，高振幅徐波パターンにはコードの異なる2種類があることである．これらの神経生理学的基盤についてはコラム欄を読んでいただきたい．「異常脳波」では，豊富な異常脳波が呈示され，特にどこに着目すべきなのかが図中に矢印を入れてわかりやすく解説されている．「新生児発作」では，最近提案されている新しい分類案を解説したうえで，実際の発作時脳波が呈示されており有用である．「aEEG」では，原理や表示方法，正常正期産児と早産児のaEEGについて丁寧にわかりやすく解説したうえで，急性期異常，新生児発作が豊富な実例をもとに説明されている．さらにホームページには脳波図のPDF，「チャレンジ問題」まで用意されており，至れり尽くせりの新生児脳波判読のテキストである．

　本書を，ハイリスク新生児のintact survivalを目指すすべての新生児科医，小児神経科医におすすめしたい．

2019年4月

名古屋大学名誉教授
渡邊一功

序　文
「新　誰でも読める新生児脳波」の発刊に際して

　2008年に「誰でも読める新生児脳波」を診断と治療社から発刊していただき，気がつくと10年余が経過した．2019年5月には天皇陛下がご譲位され，時代は平成から令和へと移り変わった．「誰でも読める新生児脳波」もその内容をリニューアルするにはよいタイミングのように思われる．

　発刊当時は「誰でも読める新生児脳波」は，おそらく世界でたったひとつの新生児脳波の判読テキストであった．令和時代が訪れた現在でも，私の知る限り「誰でも読める新生児脳波」に比肩できる欧米のテキストは存在しないように思われる．「誰でも読める新生児脳波」の発刊の時期は，ようやく欧米でamplitude-integrated EEGが普及して，その有用性が認知されるようになった時期である．発作時脳波なしで新生児発作を診断できないことを，欧米が当時はじめて認識したといってよい．しかし，そのようなことはわれわれにとってはすでに極めて当たり前であったのである．その後，欧米でも新生児脳波の重要性の認識が広がりつつあるが，おそらくわれわれと比較できるレベルの判読者はほとんどいないのではないかと思う．

　医学の進歩は年々その速度を増し，ついこの前まで最新だと思っていた知見もあっという間に新鮮さを失っていく．iPS細胞は「誰でも読める新生児脳波」の発刊の頃に世に知られるようになったが，現在ではすでにiPS細胞の臨床応用がはじまっている．様々な研究にiPS細胞が用いられ，もはや目新しい手法とはいえない．では，新生児脳波の判読スキルは古くて使い物にならないものであろうか．少なくとも私は，新生児脳波がもたらす視点は新生児医療の進歩に今もなお重要であると感じる．

　本書「新　誰でも読める新生児脳波」は，約10年ぶりに「誰でも読める新生児脳波」をリニューアルしたものである．本書はその性質上，内容の根幹部分は変わっていない．しかし，前版の内容をブラッシュアップし，新生児発作やamplitude-integrated EEGについての記述を追加した．本書1冊で新生児の脳波判読が可能になるように配慮したつもりである．ぜひ，本書を片手に新生児の脳波を判読していただきたい．

2019年5月

愛知医科大学小児科
奥村彰久

新 誰でも読める新生児脳波

もくじ

推薦の序 .... 渡邊一功　ii
序文 .... 奥村彰久　iii
本書のおもな脳波図 vi
執筆者一覧 ix
本書のポイント x

I 総論

A	なぜ新生児脳波を記録するのか	奥村彰久・早川文雄	2
B	新生児脳波の特徴	奥村彰久・早川文雄	4
C	睡眠段階と脳波パターン	奥村彰久・早川文雄	7

II 正常脳波

A	新生児の脳波パターン	奥村彰久・早川文雄	15
B	脳波パターンの発達的変化		39
B-1	交代性パターン（TA）/ 非連続性パターン（TD）の発達	加藤　徹・早川文雄	39
B-2	高振幅徐波パターン (HVS) の発達	加藤　徹・早川文雄	51
B-3	低振幅不規則パターン (LVI) の発達	加藤　徹・早川文雄	63
B-4	混合パターン (M) の発達と高振幅徐波パターンとの相違	加藤　徹・早川文雄	75
B-5	超早産児期の脳波	加藤　徹・早川文雄・奥村彰久	85
C	判読に必要なアーチファクトの知識	久保田哲夫	97

III 異常脳波

A	異常脳波の考えかた	城所博之	108
B	急性期異常	深沢達也・丸山幸一・早川文雄	110
C	慢性期異常	深沢達也・丸山幸一・早川文雄	130
C-1	disorganized pattern	深沢達也・加藤　徹・早川文雄	131
C-2	dysmature pattern	深沢達也・加藤　徹・早川文雄	145
C-3	dysmorphic pattern	深沢達也・加藤　徹・早川文雄	153

IV 新生児発作

| A | 新生児発作総論 | 奥村彰久・丸山幸一 | 160 |
| | 新生児発作と脳波所見 | 奥村彰久・山本啓之 | 168 |

V aEEG

A	aEEG総論	杉山裕一朗・久保田哲夫	176
B	急性期異常	杉山裕一朗・久保田哲夫	188
C	新生児発作	鈴木健史・久保田哲夫	195

VI 新生児脳波の実際とその応用

A	新生児脳波の録りかた	奥村彰久	212
B	新生児脳波のレポートの書きかた	奥村彰久	217
C	新生児期における脳波の臨床応用	城所博之	220

Point

- 判読のポイント1：全体を把握して，細部に至る／城所博之　40
- 判読のポイント2：デルタ波の形態／城所博之　40
- 判読のポイント3：disorganized pattern／城所博之　132

Column

- 新生児脳波の研究をはじめたころ／渡邊一功　6
- 新生児の観察／渡邊一功　11
- 睡眠周期の発達／渡邊一功　12
- 睡眠周期と脳波パターンの変化／渡邊一功　14
- 交代性脳波と非連続脳波／渡邊一功　62
- delta brush の意味するところ／渡邊一功　74
- 徐波睡眠の発達／渡邊一功　84
- 周生期脳障害の程度と脳波／渡邊一功　96
- 極・超早産児の脳波活動の驚き／早川文雄　109
- total asphyxia の脳波活動の驚き／早川文雄　152
- 急性期異常と慢性期異常／早川文雄　174
- 新生児発作と睡眠時期／渡邊一功　216

あとがき	城所博之	225
文献		226
索引		230

本書のおもな脳波図

II 正常脳波

A 新生児の脳波パターン

- 図II 1　修正 40 週の正常脳波所見 ················ 17
- 図II 5　圧縮脳波でみる連続性パターンの増加 ······ 18
- 図II 6　脳波成熟の原則 1：群発間隔の短縮 ······ 19
- 図II 8　圧縮脳波でみる群発間隔 (IBI) の短縮 ······ 20
- 図II 9　修正齢による徐波の変化 ···················· 21
- 図II 10　様々な修正齢の徐波の混在 ················ 22
- 図II 11　(超) 早産期の典型的な transients ········ 23
- 図II 13　frontal sharp transients, bi-frontal slow bursts, およびその複合波形の出現頻度 ············ 24
- 図II 14　前頭部からの transients：未熟と成熟 ······ 25
- 図II 15　脳波の成熟と側頭部の transients ·········· 26
- 図II 16　frontal sharp bursts (修正 22～26 週) ······ 27
- 図II 17　occipital sharp bursts (修正 22～26 週) 早産期における生理的突発波 ·················· 28
- 図II 18　high amplitude theta (修正 28 週) ········ 29
- 図II 19　rhythmic temporal theta (修正 30 週) ······ 30
- 図II 20　未熟性を反映する transients ················ 31
- 図II 21　brush, spindle-like fast waves (修正 28～36 週) ································ 32
- 図II 22　frontal sharp transients ···················· 33
- 図II 23　bi-frontal slow bursts ······················ 34
- 図II 24　Fz/Cz theta/alpha bursts ·················· 35
- 図II 25　Fz/Cz rhythmic alpha ······················ 36
- 図II 26　temporal sharp transients (修正 36 週) ···· 37
- 図II 27　temporal sharp transients (修正 40 週) ···· 38

B-1 交代性パターン (TA) / 非連続性パターン (TD) の発達

- 図II 28　修正 26 週の非連続性パターン (267) ······ 41
- 図II 29　修正 28 週の非連続性パターン (287) ······ 42
- 図II 30　修正 30 週の非連続性パターン (307) ······ 43
- 図II 31　修正 32 週の非連続性パターン (327) ······ 44
- 図II 32　修正 34 週の非連続性パターン (347) ······ 45
- 図II 33　修正 36 週の非連続性パターン (367) ······ 46
- 図II 34　修正 38 週の交代性パターン (387) ········ 47
- 図II 35　修正 40 週の交代性パターン (407) ········ 48
- 図II 36　修正 42 週の交代性パターン (427) ········ 49
- 図II 37　修正 44 週の交代性パターン (447) ········ 50

B-2 高振幅徐波パターン (HVS) の発達

- 図II 38　修正 26 週の高振幅徐波パターン (263) ···· 52
- 図II 39　修正 28 週の高振幅徐波パターン (283) ···· 53
- 図II 40　修正 30 週の高振幅徐波パターン (303) ···· 54
- 図II 41　修正 32 週の高振幅徐波パターン (323) ···· 55
- 図II 42　修正 34 週の高振幅徐波パターン (343) ···· 56
- 図II 43　修正 36 週の高振幅徐波パターン (363) ···· 57
- 図II 44　修正 38 週の高振幅徐波パターン (385) ···· 58
- 図II 45　修正 40 週の高振幅徐波パターン (405) ···· 59
- 図II 46　修正 42 週の高振幅徐波パターン (425) ···· 60
- 図II 47　修正 44 週の高振幅徐波パターン (445) ···· 61

B-3 低振幅不規則パターン (LVI) の発達

- 図II 48　修正 26 週の低振幅不規則パターン (262) ···· 64
- 図II 49　修正 28 週の低振幅不規則パターン (282) ···· 65
- 図II 50　修正 30 週の低振幅不規則パターン (302) ···· 66
- 図II 51　修正 32 週の低振幅不規則パターン (322) ···· 67
- 図II 52　修正 34 週の低振幅不規則パターン (342) ···· 68
- 図II 53　修正 36 週の低振幅不規則パターン (362) ···· 69
- 図II 54　修正 38 週の低振幅不規則パターン (382) ···· 70
- 図II 55　修正 40 週の低振幅不規則パターン (402) ···· 71
- 図II 56　修正 42 週の低振幅不規則パターン (422) ···· 72
- 図II 57　修正 44 週の低振幅不規則パターン (442) ···· 73

B-4 混合パターン（M）の発達と高振幅徐波パターンとの相違

- 図Ⅱ59 修正38週の混合パターン（383） ……………… 76
- 図Ⅱ60 修正38週の高振幅徐波パターン（385） ……… 77
- 図Ⅱ61 修正40週の混合パターン（403） ……………… 78
- 図Ⅱ62 修正40週の高振幅徐波パターン（405） ……… 79
- 図Ⅱ63 修正42週の混合パターン（423） ……………… 80
- 図Ⅱ64 修正42週の高振幅徐波パターン（425） ……… 81
- 図Ⅱ65 修正44週の混合パターン（443） ……………… 82
- 図Ⅱ66 修正44週の高振幅徐波パターン（445） ……… 83

B-5 超早産児期の脳波

- 図Ⅱ67 修正22週の高振幅徐波パターン（1） ………… 86
- 図Ⅱ68 修正22週の高振幅徐波パターン（2） ………… 87
- 図Ⅱ69 修正22週の高振幅徐波パターン（3） ………… 88
- 図Ⅱ70 修正22週の高振幅徐波パターン（4） ………… 89
- 図Ⅱ71 修正22週の非連続性パターン？ ………………… 90
- 図Ⅱ72 修正24週の高振幅徐波パターン（1） ………… 91
- 図Ⅱ73 修正24週の高振幅徐波パターン（2） ………… 92
- 図Ⅱ74 修正24週の非連続性パターン ………………… 93
- 図Ⅱ75 超早産児期のtransients ………………………… 94
- 図Ⅱ76 修正26週の高振幅徐波パターン（263） ……… 95

C 判読に必要なアーチファクトの知識

- 図Ⅱ77 電極不安定 ……………………………………… 98
- 図Ⅱ78 HFO ……………………………………………… 99
- 図Ⅱ79 NICUスタッフの動き ………………………… 100
- 図Ⅱ80 おしゃぶりもぐもぐ …………………………… 101
- 図Ⅱ81 ミルクチューブの脳波コードへの接触 ……… 102
- 図Ⅱ82 啼泣，体動，筋電図 …………………………… 103
- 図Ⅱ83 体動，筋電図 …………………………………… 104
- 図Ⅱ84 交流 ……………………………………………… 105
- 図Ⅱ85 ドアの開閉，児への接触 ……………………… 106

Ⅲ 異常脳波

B 急性期異常

- 図Ⅲ4 正期産児の脳波活動低下（渡邊の分類） …… 110
- 図Ⅲ5 正期産児の脳波活動低下（連続性の低下） … 111
- 図Ⅲ7 早産児の脳波活動低下所見 …………………… 113
- 図Ⅲ8 圧縮脳波でみた早産児の脳波活動低下（連続性の低下） ……………………………………… 114
- 図Ⅲ10 早産児の脳波活動低下（速波成分の減少） … 116
- 図Ⅲ11 早産児の脳波活動低下（振幅の低下） ……… 116
- 図Ⅲ15 正期産児の最軽度活動低下（grade Ⅰ） ……… 120
- 図Ⅲ16 正期産児の軽度活動低下（grade Ⅱ） ………… 121
- 図Ⅲ17 正期産児の中等度活動低下（grade Ⅲ） ……… 122
- 図Ⅲ18 正期産児の高度活動低下（grade Ⅳ） ………… 123
- 図Ⅲ19 正期産児の最高度活動低下（grade Ⅴ） ……… 124
- 図Ⅲ20 早産児の最軽度活動低下（grade Ⅰ） ………… 125
- 図Ⅲ21 早産児の軽度活動低下（grade Ⅱ） …………… 126
- 図Ⅲ22 早産児の中等度活動低下（grade Ⅲ） ………… 127
- 図Ⅲ23 早産児の高度活動低下（grade Ⅳ） …………… 128
- 図Ⅲ24 早産児の最高度活動低下（grade Ⅴ） ………… 129

C-1 disorganized pattern

- 図Ⅲ26 異常鋭波 ………………………………………… 133
- 図Ⅲ27 中心部陽性鋭波（1） …………………………… 134
- 図Ⅲ28 中心部陽性鋭波（2） …………………………… 135
- 図Ⅲ29 mechanical brush ……………………………… 136
- 図Ⅲ30 リフィルタリングでみるdisorganized pattern ……………………………………………………… 137
- 図Ⅲ31 リフィルタリングでみる中心部陽性鋭波 …… 138
- 図Ⅲ32 修正32週のdisorganized pattern …………… 139
- 図Ⅲ33 修正30週のdisorganized pattern（1） ……… 140
- 図Ⅲ34 修正30週のdisorganized pattern（2） ……… 141
- 図Ⅲ35 修正28週のdisorganized pattern（1） ……… 142
- 図Ⅲ36 修正28週のdisorganized pattern（2） ……… 143
- 図Ⅲ37 修正40週のdisorganized pattern …………… 144

C-2 dysmature pattern

- 図Ⅲ38 修正40週のdysmature pattern（1） ………… 146
- 図Ⅲ39 修正40週のdysmature pattern（2） ………… 147
- 図Ⅲ40 修正40週のdysmature pattern（3） ………… 148
- 図Ⅲ41 修正34週のdysmature pattern ……………… 149
- 図Ⅲ42 脳波成熟遅延とdysmature pattern ………… 150
- 図Ⅲ43 圧縮脳波でみるdysmature pattern ………… 151

C-3 dysmorphic pattern

- 図Ⅲ44 dysmorphic pattern（1） ……………………… 154

図Ⅲ 45	dysmorphic pattern（2）	155
図Ⅲ 46	dysmorphic pattern（3）	156
図Ⅲ 47	dysmorphic pattern（4）	157
図Ⅲ 48	dysmorphic pattern（5）	158

Ⅳ 新生児発作

新生児発作と脳波所見

図Ⅳ 3	新生児発作（1）	168
図Ⅳ 4	新生児発作（2）	169
図Ⅳ 5	新生児発作（3）	169
図Ⅳ 6	新生児発作（4）	170
図Ⅳ 7	新生児発作（5）	172
図Ⅳ 8	新生児の epileptic spasms	173

Ⅴ aEEG

A　aEEG 総論

図Ⅴ 1	aEEG 生成の原理	177
図Ⅴ 2	aEEG の表示	178
図Ⅴ 3	正期産児 aEEG パターン判読の基礎知識	179
図Ⅴ 4	標準脳波正常の 38 週児における aEEG 記録	179
図Ⅴ 5	筆者による aEEG のパターン判読方法	180
図Ⅴ 6	Burdjalov によるスコアリング法での注意点	181
図Ⅴ 7	標準脳波正常の 24 週 aEEG 記録	184
図Ⅴ 8	標準脳波正常の 26 週 aEEG 記録	184
図Ⅴ 9	標準脳波正常の 28 週 aEEG 記録	185
図Ⅴ 10	標準脳波正常の 30 週 aEEG 記録	185
図Ⅴ 11	標準脳波正常の 32 週 aEEG 記録	186
図Ⅴ 12	標準脳波正常の 34 週 aEEG 記録	186
図Ⅴ 13	標準脳波正常の 36 週 aEEG 記録	187
図Ⅴ 14	標準脳波正常の 38 週 aEEG 記録	187

B　急性期異常

図Ⅴ 15	正期産児における aEEG の背景活動の分類	189
図Ⅴ 17	discontinuous normal voltage（DNV）	191
図Ⅴ 18	burst-suppression（BS）	192
図Ⅴ 19	continuous low voltage（CLV）	193
図Ⅴ 20	晩期循環不全に伴うサイクリングの消失	194

C　新生児発作

図Ⅴ 21	新生児発作時脳波	196
図Ⅴ 22	非発作時と発作時の脳波の比較	196
図Ⅴ 25	新生児発作の aEEG（1）	198
図Ⅴ 26	新生児発作の aEEG（2）	199
図Ⅴ 27	新生児発作の aEEG（3）	200
図Ⅴ 28	新生児発作の aEEG（4）	201
図Ⅴ 29	新生児発作の aEEG（5）	202
図Ⅴ 30	新生児発作の aEEG（6）	203
図Ⅴ 31	新生児発作の aEEG（7）	204
図Ⅴ 32	新生児発作の aEEG（8）	205
図Ⅴ 33	新生児発作の aEEG（9）	206
図Ⅴ 34	新生児発作の aEEG（10）	207
図Ⅴ 35	新生児発作の aEEG（11）	208
図Ⅴ 36	新生児発作の aEEG（12）	209
図Ⅴ 37	新生児発作の aEEG（13）	210

執筆者一覧

● **編　集**（50音順）

奥村彰久	愛知医科大学小児科
城所博之	名古屋大学医学部小児科

● **執　筆**（50音順）

奥村彰久	愛知医科大学小児科
加藤　徹	岡崎市民病院脳神経小児科
城所博之	名古屋大学医学部小児科
久保田哲夫	安城更生病院小児科・新生児科
杉山裕一朗	安城更生病院小児科・新生児科
鈴木健史	名古屋大学医学部小児科
早川文雄	岡崎市民病院脳神経小児科
深沢達也	安城更生病院小児科・新生児科
丸山幸一	愛知県医療療育総合センター中央病院小児神経科
山本啓之	名古屋大学医学部小児科
渡邊一功	名古屋大学名誉教授

本書のポイント

特　長

- 成人や小児の脳波すら読んだこともない本当の初心者向けに，必要最小限の専門用語を使用し，わかりやすく記載されています．
- 実物のイメージに近くなるよう，脳波サンプルをできるだけ大きく表示しました．
- 渡邊一功先生，早川文雄先生による珠玉のコラムは必読です．
- Webで新生児脳波のサンプルを実際の脳波をみるように閲覧することができます．また，チャレンジ問題もWebで楽しみながら解くことができます．

脳波サンプル＆チャレンジ問題へのアクセス方法

① 診断と治療社のホームページにアクセス（http://www.shindan.co.jp/）
②「新　誰でも読める新生児脳波」または「9784787823939」で検索し，本書の詳細ページへ
③ 脳波サンプル ， チャレンジ問題 のボタンをクリック

◆脳波サンプル：http://www.shindan.co.jp/pdf_list/2393shinseijinouha_list/2393_list.pdf
◆チャレンジ問題：http://www.shindan.co.jp/thm/2393/shin_shinseijinouha/html5/index.html

基本的な用語

【徐波】　　　周波数が4 Hz未満の波．デルタ波とほぼ同義である．
【シータ波】　周波数が4 Hz以上8 Hz未満の波．
【アルファ波】周波数が8 Hz以上13 Hz未満の波．
【速波】　　　周波数が13 Hz以上の波．ベータ波とほぼ同義である．
【transients】いつも出現しているのではなく，間歇的に出現する脳波成分を指す．transientsは生理的な背景活動の成分であり，病的な意義をもつものには一般的にこの語を用いない．
【鋭波と棘波】一般に，尖った脳波成分のうち，周波数が12 Hz未満のものを鋭波，12 Hz以上のものを棘波というが，区別は必ずしも厳密とは限らない．新生児脳波の場合，鋭波・棘波とも必ずしも病的な成分とは限らず，上述のtransientsのように生理的成分のことも多い．
【修正週数】　出生予定日を40週0日（修正40週0日）として，在胎週数に出生後週数を足した週数を指す．厳密な意味で使われる受胎後週数とは，2週前後のずれが生じる．

電極の位置

- Fp は前頭極部，C は中心部，T は側頭部，O は後頭部を指す．新生児脳波では前頭部は年長児や成人とは異なる位置に電極を置くため，F ではなく AF で前頭部を示す．これらの後に奇数がつく場合は左半球，偶数がつく場合は右半球，z がつく場合は正中部を指す．したがって，C3 は左中心部の電極ということになる．詳細は「**Ⅵ 新生児脳波の実際とその応用　A 新生児脳波の録りかた**」（p.212）を参照のこと．

脳波成分の出現場所の考えかた

- 脳波はマイナスを上向きに表示する．これは，ニューロンの興奮性の変化，すなわち脱分極は，細胞外電位が陰性に変化するからである．後述するが，新生児脳波は双極誘導で記録・判読する．したがって，C3 からの陰性波は図-A のように頂点が向かい合わせになるし，陽性波は図-B のように頂点が対称的に逆方向を向く．図-C のように，Fp1 からの陰性波は上向きになるが，O1 からの陰性波は下向きになる．

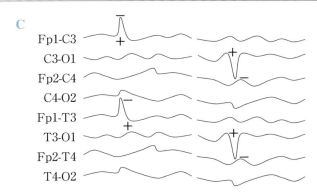

図　脳波の電位の向きと波形

A：C3 からの陰性波．頂点が向かい合わせになる
B：C3 からの陽性波．頂点が対称的に逆方向を向く
C：Fp1 からの陰性波は上向きになるが，O1 からの陰性波は下向きになる

Ⅰ 総　論

A　なぜ新生児脳波を記録するのか
B　新生児脳波の特徴
C　睡眠段階と脳波パターン

なぜ新生児脳波を記録するのか

　新生児集中治療室（neonatal intensive care unit：NICU）に収容される新生児は，様々な疾患や病態によって中枢神経系に侵襲を受ける可能性がある．早産や新生児仮死の新生児は，新生児脳症をはじめ，児の将来に重大な影響を及ぼす可能性がある状態をしばしば経験する．一方，新生児を管理する医師や看護師が新生児の中枢神経の状態を判断することは容易であるとは限らない．それはおもに，新生児期は脳機能が生理的に未熟で，年長児や成人ほど中枢神経が機能していないという理由による．年長児や成人であれば，脳への侵襲は麻痺などの神経症状としてダイレクトに表現される．これは，大脳から末梢神経に至る神経伝導路がよく機能していることの間接的な表現ともいえる．

　しかし新生児では，将来寝たきりになるような脳障害があっても，新生児期には元気に手足を動かすことができる．早産児の代表的な低酸素性虚血性脳障害のひとつである脳室周囲白質軟化症（periventricular leukomalacia：PVL）を例にとると，坐位を保持できないほど重症なPVLであっても，NICUを退院するまでに自発運動の観察や神経学的診察から異常をみつけることは困難である．PVLの児はNICUを退院した後に，徐々に体幹の低緊張や四肢の痙性が明らかになり，大脳の異常が顕在化するのである．これは，新生児期には四肢の運動は脳幹などの下位中枢に支配されており，大脳に起源をもつ厳密な意味での随意運動は極めて限られているからである．したがって，大脳に障害が起きて機能を失っても，下位中枢の機能が保たれていれば新生児期には何の問題もなく手足を動かすことができるのである．このように，新生児では中枢神経系に大きな侵襲があっても，見た目には変化がわからないといった現象が生じ得る．

　新生児では，中枢神経系は巨大なブラックボックスであるといえる．読者の中には，神経画像（超音波・CT・MRI）だけで脳病変の評価は十分ではないかと思う人もいるかもしれない．画像診断は，新生児の中枢神経を評価するのに確かに有用である．しかし一般に，周産期脳障害では受傷から画像異常が出現するまでに時間差がある．MRI，特に拡散強調画像は病変の早期からの検出には有用であるが，そのような時期は呼吸管理が必要であったり，バイタルが不安定であったりすることもまれでなく，タイミングよく画像検査を行うことに高いハードルがあるのが現実である．このような理由で，現状では画像検査によりリアルタイムに病態を評価することには限界があるといわざるを得ない．

　それに対して脳波は，児の大脳機能を忠実かつリアルタイムに反映する，鋭敏ですぐれた検査法である．背景脳波活動は，胎児期から育まれた大脳成熟の総決算として評価することができ，急性脳侵襲に曝露されていれば，その程度や様式までを推測することができる．たくさんの電極を装着する手間や，一見難解な脳波計を操作するなど，読者の方の中には脳波の記録を煩雑に思う人もいるであろう．しかし，脳波を記録すること自体には侵襲はほとんどなく，状態が不安定な児でも施行することができる．また，脳波計もデジタル化が進んでコンパクトになり，NICUの混み合ったスペースでも，業務にあまり支障をきたさずに記録することもできるようになった．また，判読に慣れてしまえば，記録しながらの予後判定もできる場合がある．極端な場合，入院初日に10分程度の脳波をとるだけで，その場で児の発達予後がわかること

すらあるのである．NICUにかかわる医師や看護師が知らない間に，歩くことすらできない障害児になってしまう早産児，低酸素虚血だけが本当の原因であるのかさえわかっていない新生児脳症，様々な理由や発達予後が想定できる子宮内発育遅延児など，脳波検査から得られる情報がもたらす科学的な価値は想像以上に大きい．新生児の神経学的予後を気にかけるのであれば，脳波をとらない手はないといっても過言ではない．

どうして今まで新生児脳波は普及しなかったのであろうか

脳波の判読法が普及していなかったことが，新生児脳波が今まで普及しなかった大きな原因のひとつであろう．本書は，このような不幸な状況を打開するために，新生児脳波に興味をもつ方にその扉を開くため書き上げたものである．

家族がNICUに収容された児を想い，最も知りたい点の多くが将来の発達像である．しかし現状では，そのような将来像を脳波以上に的確に予想する手段は見当たらない．脳波所見は，脳形成異常も含め，あらゆる脳機能の異常状態において客観的で普遍的な情報を提供してくれる．したがって，脳波の評価は，脳機能を低下させている原因が何であれ，その時点での児の状態がどうであれ，脳の侵襲の程度や種類，ひいては児の将来像を正確に推測する手段として信頼できる．新生児医療を向上させintact survival（障害なき生存）を目指すならば，まずは児の中枢神経系の状態を評価し，侵襲となるようなイベントを正確に診断し，原因を究明し予防しなければならない．そういった目的において，新生児脳波が有用な情報を得るためのすぐれた検査法であることは疑う余地がない．

しかし現実には，NICU内での脳波記録や新生児脳波の判読には障壁がある．その障壁とは，①NICUの中では様々な電子機器が装着され，脳波記録時に交流のアーチファクトなどが入りやすい環境であること，②記録する対象が弱々しくみえる新生児という独特な存在であることによって，検査技師の協力が得られにくい可能性があること，があげられる．しかし，このような環境で苦労して記録した脳波だからこそ，得られる情報の価値が検査の普及に与える影響は大きい．脳波検査をNICUに根づかせるためには，なんとしても判読の質を向上させ，質の高い情報を提供する必要がある．

新生児脳波は，一見難解で手に負えそうにないように思えるかもしれない．しかし，われわれの経験では新生児脳波は決して難解ではない．本書は，新生児脳波を様々な切り口で解説するものである．

本書の内容が新生児脳波の判読力向上に寄与し，NICUに脳波検査が根づき，すべてのNICU入院児のintact survivalに貢献できるよう，願ってやまない．

（奥村彰久・早川文雄）

B 新生児脳波の特徴

新生児の脳波検査の原理は，成人や年長児と同じである．しかし，同程度の時間を記録しても読み取れる情報は新生児脳波の特徴のため，成人や年長児とは大きく異なる．新生児脳波からより多くの情報を得るためには，新生児脳波の特徴を理解することが前提となる．

以下に新生児脳波の特徴を示す．

全睡眠段階を評価できる

新生児期は睡眠と覚醒の周期が2～3時間で，年長児以降の24時間に比べてはるかに短い（図Ⅰ1）．その周期の中で覚醒している時間は短く，もっぱら睡眠に時間を費やしている．覚醒時では新生児脳波から得られる情報が限られているため，おもに睡眠時の脳波を判読する．したがって，睡眠時の脳波について解説する．

成人や年長児において，通常の脳波記録（1～2時間程度）で得られる睡眠段階は入眠期（stage Ⅰ）と軽睡眠期（stage Ⅱ）くらいにすぎず，終夜脳波を記録しない限り stage Ⅲ およびⅣやREM期を記録することは困難である．一方，新生児では同程度の記録時間ですべての睡眠段階を記録することができる．新生児では，入眠していく段階で動睡眠（active sleep：AS，成人のREM睡眠に相当）が出現し，睡眠深度が深まると静睡眠（quiet sleep：QS，成人のstage Ⅰ～Ⅳに相当）へ移行する．これらの睡眠段階の持続はそれぞれ約20分程度とされ，1～2時間の記録でこれらのすべての睡眠段階を評価できることになる（図Ⅰ2）．

新生児脳波の判読にあたっては，動睡眠と静睡眠の脳波パターンを識別し，睡眠段階を把握

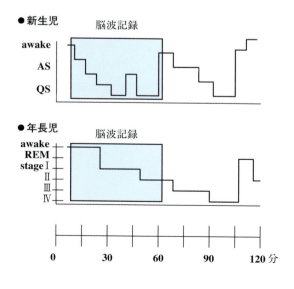

図Ⅰ1 新生児の睡眠・覚醒周期と脳波検査

図Ⅰ2 新生児の睡眠段階と脳波検査
AS：動睡眠，QS：静睡眠

したうえで脳波パターンを理解する必要がある．

睡眠脳波の活動が脳成熟を反映する

生存可能限界に近い早産期である修正22週頃から，出生予定日とよばれる修正40週まで，胎児・早産児の中枢神経系はめまぐるしく成熟する．この間，子宮内と子宮外という環境が異なっていても，脳成熟のスピードに差はないと考えている．早産児にくり返し脳波を記録すると，「在胎週数＋出生後週数」により睡眠脳波の所見がめまぐるしく変化する（図Ⅰ3）．

脳波所見は，その時期の脳成熟をダイレクトに反映していると考えられ，各睡眠段階でおよそ2～4週ごとに生理的活動の特徴が識別できる．

新生児脳波では，「在胎週数＋出生後週数」ごとの生理的な脳波パターンを把握し，睡眠段階と「在胎週数＋出生後週数」を意識して所見を判読する必要がある．

なお，本書では「在胎週数＋出生後週数」を表す用語として「修正週数」を用いる．修正週数は出生予定日を40週0日（修正40週0日）として，それを基準に修正○週のように表記する．一般に出生予定日は最終月経を基準に算出するため，厳密な意味での受胎後齢とずれが生じる．

急性侵襲と回復機転が短期間に評価できる

新生児は低酸素性虚血性脳症など，急性脳侵襲を受ける機会が多い．このような時点で，脳波活動は鋭敏に脳機能抑制を反映する．侵襲が除去されると速やかに活動は回復するが，これは脳機能回復のスピードが早いことを反映して

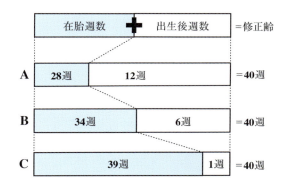

図Ⅰ3 脳波成熟と修正齢

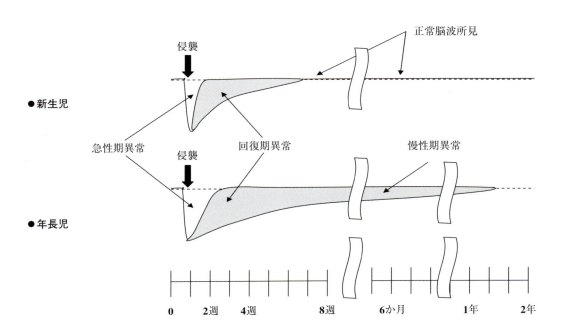

図Ⅰ4 急性侵襲と脳波所見の経過

いる．急性脳症に罹患した年長児が脳波異常の改善に年単位の歳月を必要とするのに対し，新生児は侵襲と回復が週単位で脳波所見に反映する（図Ⅰ 4）．

新生児脳波の判読にあたってはこの事実を理解し，侵襲から脳波記録までの期間を把握して，どのような時期（急性期と回復期，慢性期）の脳波であるのか意識し，その時期に対応した所見に注目して判読にあたる必要がある．

〈奥村彰久・早川文雄〉

新生児脳波の研究をはじめたころ

私が新生児脳波の本格的研究をはじめたのは1967年頃である．当時，新生児発作によく遭遇し，脳波を記録する機会が多かったが，その正しい判読のためには正常所見を知ることが重要であると痛感していた．

1960年代に入り，睡眠覚醒周期に関する知見が集積し，新生児脳波もこの周期に伴って変化し，単に覚醒と睡眠を記録するだけでは不十分であることが明らかにされた．そこで，自分自身で電極を装着し，新生児の状態を自ら観察しながら脳波をポリグラフ的に約3時間記録した．そうすると，新生児の行動や脳波を含む種々の生理学的指標が，状態の周期に伴って変動するのが手に取るようにわかった．検査技師が記録した脳波を判読するのみでは得られない体験であり，新生児脳波を判読する人は，ぜひ新生児を少なくとも1睡眠周期は自分の目で観察するとよいと思う．技師により記録された脳波の判読に際し，どのような状態での記録であるのかがよくわかるようになる．

われわれは，種々の在胎週数の新生児で，ポリグラフ記録を出生後から2週ごとに行ったが，脳波は記録するごとに明らかな発達を示しており，胎生期後半における脳の発達の速さに驚嘆した．乳児期以後のルーチンの脳波検査ではstage Ⅱ，Ⅲあたりまでしか記録しないが，新生児では少なくとも異常の出やすい静睡眠と，それに続く成熟度の判定に必要な動睡眠まで記録すべきである．しかし，この静睡眠まで至るのに数十分を要することがしばしばある．

なお，脳波検査室では記録の予約時間が前もって設定されているのが一般的だが，新生児脳波を効率的に記録するには新生児にあわせるのがよく，授乳前から電極を接着し，そこで授乳を行い，入眠とともに記録しはじめるのがよい．当時は脳波計に交流除去装置が導入された頃で，電極装着前に十分頭皮を清拭しなくても，それらしい脳波が記録されたことがある．途中でおかしいと気づいて録り直したが，これを雑巾脳波ともいい，水を入れたバケツに電極を入れてもそれらしい脳波が録れる．これを避けるには，十分清拭し，電極ペーストを頭皮にすりこむとよい．

〈渡邊一功〉

睡眠段階と脳波パターン

正期産児の睡眠段階と脳波

出生予定日相当の正期産児の脳波が基本である．

覚醒していた児が授乳でおなかを満たして眠りにつくと，動睡眠（AS）が出現する．心拍，呼吸，オトガイ筋電図，眼球運動などのパラメータを同時に記録するポリグラフで動睡眠を解析すると，心拍や呼吸が不規則で，オトガイ筋電図の活動は低く，急速眼球運動が観察される．これは，成人でいうところのREM睡眠に相当する睡眠段階である（表Ⅰ1）．

入眠後の動睡眠は，高振幅徐波が間歇的に出現するとともに生理的transientsとよばれる波形が目立つ混合パターン（mixed pattern：M）が主体である．ポリグラフでパラメータをみると，体動が減少していきながら，全く不規則であった心拍や呼吸が徐々に規則的になり，startleとよばれる驚愕反応様の体動が出現するごとにオトガイ筋電図の活動が徐々に高まっていく．

さらに眠りが深まると，startle以外の体動は完全に消失し，心拍や呼吸は規則的になり，オトガイ筋電図の活動が高まり急速眼球運動は消失する．この睡眠段階を静睡眠（QS）とよぶ．この時の脳波は高振幅徐波が連続的に出現して基線の同定ができなくなる．Mから徐々に高振幅徐波の出現頻度が増え，ついにほぼ連続的に高振幅徐波が出現する状態に移行する変化は，その時期の睡眠段階の深まりを反映する．高振幅徐波が連続して出現するために基線が消失する脳波パターンを高振幅徐波パターン（high voltage slow：HVS）とよぶ．正期産児の脳活動で最もデリケートかつ高度な機能を反

表Ⅰ1 睡眠段階とパラメータ

	動睡眠 (active sleep：AS)	静睡眠 (quiet sleep：QS)
心拍・呼吸 急速眼球運動 オトガイ筋電図 体　動	不規則 あり 低下 あり	規則的 なし 増加 startleのみ
	小児・成人の REM睡眠に相当	小児・成人の non-REM睡眠に相当

映した所見と考えられている．

生理的状態で修正48週（満2か月）を過ぎれば，どれだけ睡眠段階が深まってもHVSのままだが，修正40週では交代性パターン（tracé alternant：TA）という新生児期に特有の脳波パターンが出現する．TAとは，HVSのような高振幅部分とLVI（low voltage irregular）のような低振幅部分が数秒間隔で交互に現れる，正期産期の静睡眠の特徴的パターンを表す用語である．早産児期では低振幅部分はほぼ平坦であり，これをTAと区別してTD（tracé discontinù：非連続性パターン）とよぶ．

1サイクル目のTA後は一般に覚醒せず，再び動睡眠を示す．静睡眠後の動睡眠では，背景脳波活動の振幅が全体に低く，基線の変動が乏しい中で不規則な低振幅波形が出現する．この脳波パターンを低振幅不規則パターン（LVI）とよぶ．その後2サイクル目の睡眠周期に入り，M→HVS→TAが出現した後に覚醒することが多い．

以上のように，覚醒から入眠しはじめると，まず動睡眠に入る．脳波パターンではMが主体である．睡眠が深くなると静睡眠へ移行し

て，HVSからTAへとパターンが変化する．TAが約10〜15分ほど続いた後に，再び動睡眠に移行するとおもにLVIが出現する．2サイクル目の睡眠周期ではTAが出現した後に覚醒反応が起こることがある（図I5）．この睡眠覚醒リズムが生理的な新生児ステータスの本質であり，この時期の脳機能を非侵襲的かつ客観的に観察するのが，新生児脳波の目的である．

このような脳波パターンの推移があるため，モンタージュを切り替えて記録すると脳波活動の変化をとらえにくい．したがって，脳波記録は最初から最後までモンタージュを変えずに行うことが望ましい．推奨するモンタージュを図I6に示すが，縦方向の双極誘導を並べたものである．小さな新生児の頭蓋に多数の電極を装着しても，十分電極間距離が確保できず振幅が低くなり，判読が困難となる．基準導出も不関電極を耳朶に取ると，同様の理由から判読が難しくなる．したがって現段階では，臨床で必要十分な脳波記録を得るために最適なモンタージュは，図I6のようなものであると考えている．

脳波パターンとコード

正期産児では睡眠段階によって4つの脳波パターンがあることを前述したが，早産児期にさかのぼると，2〜4週ごとにそれぞれの睡眠段階のパターンが変化することが観察される．したがって，修正24〜44週までの20週間には，2〜4週間隔の正常（生理的）脳波パターンが睡眠段階ごとに認識される．これらのパターンをわかりやすく表示する方法をParmeleeらが考案し，広く使用されている．このコード体系を紹介するとともに，本書でもこの脳波コードシステムを使って解説する．

Permeleeが考案した新生児脳波コードは3桁の整数表示（例：283や407）である．下の1桁が睡眠段階に対応する脳波パターンを意味し，上の2桁が修正週数を表し，偶数を用いる．下の1桁の数字は「2」がLVI（低振幅不規則パターン），「3」がM（混合パターン），「5」がHVS（高振幅徐波パターン），「7」がTA（交代性パターン）に対応する．したがって，40週の脳波パターンは，動睡眠で402（40週の低振幅不規則パターン）と403（40週の混合パターン）が観察され，静睡眠で405（40週の高振幅徐波パターン）と407（40週の交代性パターン）が認められることになる（図I7）．

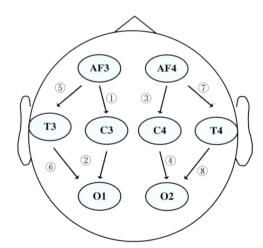

① AF3 - C3　⑤ AF3 - T3
② C3 - O1　⑥ T3 - O1
③ AF4 - C4　⑦ AF4 - T4
④ C4 - O2　⑧ T4 - O2

図I6 スタンダードな新生児脳波用モンタージュ

AF3は国際10-20法のFp1とF3との中点，AF4はFp2とF4との中点である．AF3はFp1，AF4はFp2でもよい

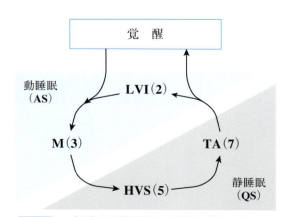

図I5 一般的な正期産児の睡眠と脳波パターン

Parmeleeのコード表示は助けになるが，混乱しやすくわかりにくい部分がある．その理由のひとつは，脳成熟により睡眠段階と脳波パターンとの間にずれを生じるからである．

「5」のパターン，すなわち静睡眠のHVSは，実際には正期産児（38週以降）にしか認められない．早産児期は睡眠段階が動睡眠であるうちにHVSが出現する．「3」は動睡眠に用いると定義されているため，早産児期のHVSは「3」のパターンとして表示することになる．こうした理由で，385～445は存在するのだが，245～365というコードは存在せず，早産児期に現れる動睡眠のHVSは243～363と表現することになる．したがって，早産児期に「5」のパターンが存在せずHVSは「3」と表示する一方，正期産期はHVSが「5」であり，「3」はMを意味する点を間違えないようにしてほしい．わかりにくいと思われるが，Parmeleeのコード表示は脳波パターンの類似性より睡眠段階の統一性を優先した表示であると理解していただきたい（図I8）．

正期産児の睡眠周期は入眠から403 ⇒ 405 ⇒ 407 ⇒ 402 ⇒ 403（5）⇒ 407 ⇒ 402 というように変化を表現でき（図I9），早産児の場合は（例として28週なら）282 ⇒ 283 ⇒ 287 ⇒ 282（3）⇒ 287 ⇒ 282 とめぐることになる（図I10）．実際には脳が未熟であるほど動睡眠とも静睡眠とも定義を満たさない未熟な睡眠段階の存在が把握されており，これを不定睡眠（indeterminate sleep：IS）とよぶ．例えば，呼吸や心電図が規則的なのに急速眼球運動を認めるような時期である．動睡眠，不定睡眠，静睡眠それぞれにどういったコードの脳波パターンがどれくらい認められるか，図I11のようなデータがある．睡眠段階ごと，修正齢ごとにばらつきと重複が認められるのが事実だが，逆に最多の割合を示す脳波パターンが修正齢と合致することが多いのも事実である．

正常脳波を判読するということは，それぞれ

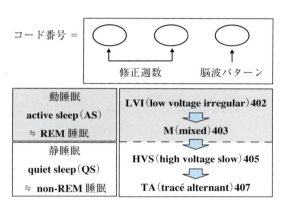

図I7 脳波コードの命名方法と睡眠段階

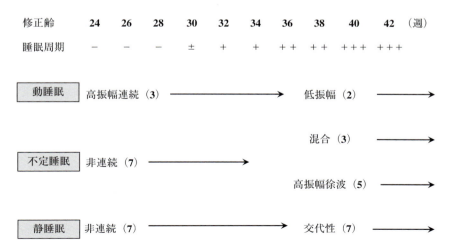

図I8 修正齢と睡眠段階別の脳波パターンの推移

I 総論

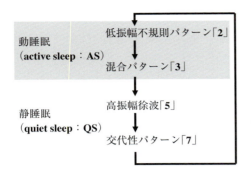

図I9 正期産児の睡眠段階と脳波パターン
「 」内の数字は脳波パターンのコード番号を示す．修正38週以降の正期産児では，高振幅徐波パターンは静睡眠で現れ，「5」のコード番号を用いる

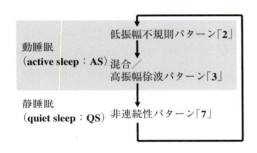

図I10 早産児の睡眠段階と脳波パターン
「 」内の数字は脳波パターンのコード番号を示す．修正38週未満の早産児では，高振幅徐波パターンは動睡眠で現れ，「3」のコード番号を用いる

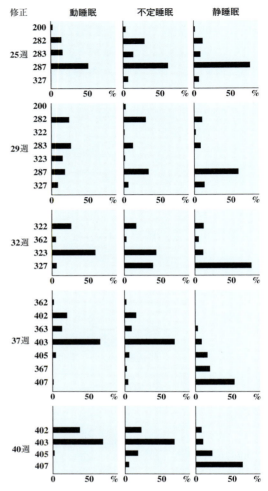

図I11 修正齢ごとに出現する脳波コードの割合
20秒ごとの判定，200はほとんど平坦で特徴的な波形がないパターン

の脳波コードの特徴を理解することであり，実際に記録された脳波を1ページごとにどのコードにあてはまるか，判定していくことにほかならない．正常（生理的）なパターンを認識していなければ異常パターンを認識することはできず，生理的パターンに類似していても修正齢と乖離していれば異常と認識する必要がある．したがって，生理的脳波パターンがどの修正齢に出現し得るのか把握しておく必要がある．

（奥村彰久・早川文雄）

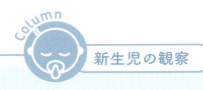

新生児の観察

　脳波をポリグラフ的に記録しながら新生児を観察していると，脳波以外の様々な生理現象も周期的に変化する．さらに，これらが発達に伴い変化していくことがよくわかり，ポリグラフ記録をはじめた初期の頃は感動した．

　一般に，脳波とともに，呼吸，心電図，眼球運動，筋電図などをモニターするが，修正 24 〜 26 週の早産児では，これらに周期性がみられず，各指標間の相関も悪い．修正週数が進むに従い，それらの一致率がよくなり，各指標と脳波との相関がよくなっていく．

　呼吸は動睡眠で不規則であるが，10 秒間の呼吸数をみると未熟なほど変動性が大きく，修正週数が進むにつれてそれが小さくなり，修正 40 週前後では静睡眠と差がなくなる．しかし，1 呼吸の間隔の変動性は動睡眠のほうが大きい．

　心拍は，静睡眠で規則的，動睡眠で不規則であるが，修正 30 週以下の新生児では非常に規則的で変動に乏しく，睡眠状態による変化もなく，体動があってもほとんど変化しない．この発達段階では，心拍が上位中枢による制御をあまり受けていないと思われる．

　諸指標の中で最も身近に観察できるのは体動であるが，未熟なほど体動が多く，統制のとれない大きな衝動的な動きをする．われわれは，表面筋電図を用いて体動の客観的評価を行った．動睡眠に特徴的な体動として，四肢の非同期的な全身運動（GM），体の一部に限局した持続の短い運動（LPM），律動的な間代運動（CM）があり，静睡眠に特徴的な体動として，四肢の同期的な持続の短い運動（GPM）ないし驚愕様運動（St）がある．GM，LPM，GPM は修正 30 〜 40 週の間に減少するが，LPM はこの間に減少を示さず，修正 40 週を過ぎてから減少する．修正 32 週未満では，体動と睡眠状態の相関が悪く，GM が静睡眠でも出現し，GPM がしばしば動睡眠でも出現する．修正週数とともに相関がよくなり，修正 40 週では両者の相関は極めてよくなる．水無脳症の新生児では GPM が増加し，LPM が減少していることから，前者は皮質下起源であり，後者の発現には皮質が関与していると考えられる．

〔渡邊一功〕

睡眠周期の発達

　全睡眠時間に占める REM 睡眠の比率は新生児期では 50％ であるが，年齢とともに減少し，成人期では 20％ 前後，老人では 15％ 前後となる．このことから，未熟なほど REM 睡眠が多いと考えられているが，それほど単純ではない．一般に，睡眠時期は脳波，急速眼球運動，体動，呼吸，オトガイ筋電図のうちいくつかを用いて判定するが，日常の脳波の判読には眼球運動，体動，呼吸の 3 つで判定することが多い．しかし，未熟なほどこれらの間の相関が悪く，どの状態にもあてはまらない不定睡眠が多く，修正 30 週ではこれが約 70％ を占める．これに対し，動睡眠，静睡眠とも 15％ 程度にすぎない．動睡眠はそれ以後 35 〜 36 週までは増加し，次いで減少し，修正 40 週では 50％ 前後となる．静睡眠は修正 36 週以後増加し，修正 40 週では 35％ 前後になる．不定睡眠は次第に減少し，修正 40 週で 15％ 程度になる．睡眠の連続性という点でみると，修正 30 週以下では明確な睡眠周期はないが，修正 32 週頃になると比較的明確な動・静両睡眠の周期が出現する．しかし，まだこれらの間に不定睡眠が割り込んでおり，状態の安定性が悪い．修正 36 週以降，動・静両睡眠の二相性の周期が比較的安定して出現するようになり，修正 40 週で安定した睡眠周期が確立する．

　新生児では，覚醒から入眠すると動睡眠に入るが，これは入眠時 REM とよばれる．脳波は，成熟新生児では混合パターンを示す．ついで不定睡眠を経て静睡眠に入るが，脳波はまず高振幅徐波パターン，次いで交代性脳波を示す．これが終わると動睡眠に入り，脳波は低振幅不規則パターンを示す．これが成熟個体でみられる REM 睡眠にあたる．

　従来，新生児の睡眠周期は 40 〜 50 分とされていたが，これは入眠時 REM を考慮していたためで，1 睡眠サイクルを交代性あるいは非連続脳波の終わりから次のそれらの終わりまでとすると，修正 32 〜 43 週の間に変化はなく，約 90（87.2 ± 21.5）分と一定で，成人の REM − NREM 周期の 90 分にほぼ一致していた．生物学的な休息活動サイクルには固有のリズムがあり，リズム発生の初期から一定であるということは興味深い．

（渡邊一功）

II 正常脳波

A　新生児の脳波パターン

B　脳波パターンの発達的変化
　　B-1　交代性パターン（TA）/非連続性パターン（TD）の発達
　　B-2　高振幅徐波パターン（HVS）の発達
　　B-3　低振幅不規則パターン（LVI）の発達
　　B-4　混合パターン（M）の発達と高振幅徐波パターンとの相違
　　B-5　超早産児期の脳波

C　判読に必要なアーチファクトの知識

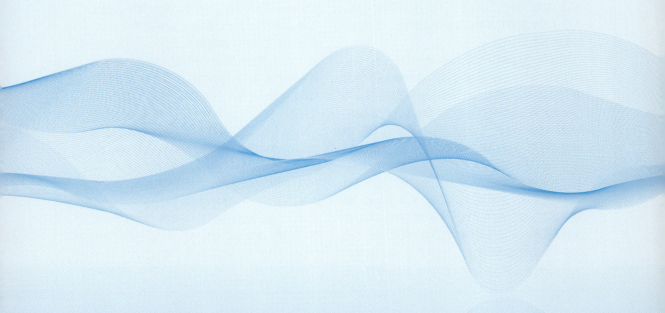

睡眠周期と脳波パターンの変化

われわれは脳波パターンの変化を定量的にみるため，Parmeleeらの考案した脳波パターンコードを改変して使用した．はじめの2つの数字はおおよその修正週数，最後の数字は脳波パターンを表す．成熟新生児でみられる，律動的シータ波を含む低振幅不規則パターン，混合パターン，高振幅徐波パターン，交代性脳波はそれぞれ402，403，405，407に相当する．361，401は，362，402より低振幅で律動的シータ波はなく，覚醒時，体動時などにみられる．

早産児で，282，322，362と283，323，363は連続脳波で，「3」は「2」より高振幅徐波がより多いパターン，287，327，367は非連続脳波に相当する．修正30週以下では，動睡眠，不定睡眠，静睡眠で脳波パターンはほとんど差がないが，静睡眠で「7」が多い傾向がある．修正32週以後，「2」，「3」は動睡眠，「7」はほとんど静睡眠にみられ，不定睡眠では「3」，「7」ともにみられる．修正40週では，動睡眠には402，403が対応，静睡眠には405，407が対応するが，402，403も少数みられ，不定睡眠には403を中心にすべてのパターンが少数みられる．この場合，睡眠時期の判定に際し，いわゆるsmoothing timeを長くとれば，より相関が明確になる．

修正40週では，静睡眠の前の動睡眠では403が主で，静睡眠直後の動睡眠では402が主である．修正32週，36週ではこれほど明確ではないが，動睡眠前半では322，362が多く，後半の静睡眠前の動睡眠では323，363が多い．一方，修正40週前後では，静睡眠の前半に405が多く，後半に407が多くなる．睡眠周期の安定する修正36週以降の，静睡眠の持続時間は20分前後である．この静睡眠をはさんで前後の動睡眠を10分ずつ，計40分記録すれば臨床目的には十分である．入眠後の脳波パターンの推移は，403 → 405 → 407 → 402 → 403 → 405 → 407となる．

なお，「2」，「3」，「5」，「7」があるのに「4」，「6」がないのはなぜか．実は，Parmeleeらは，523，525，526，528，529，および743，744，745，746，748，749を用いており，その後，新生児期以後に出てくるパターンに「4」，「6」，「8」，「9」をとっておいたのである．その後，本書でみるように，26，30，34，38，42，44などのパターンがわれわれのグループによって追加された．

（渡邊一功）

II 正常脳波

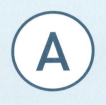 新生児の脳波パターン

　新生児脳波から得られる情報は，臨床的に大変有用なものが豊富にある．新生児脳波の正しい判読のためには，複雑な生理的脳波パターンについて習熟する必要がある．
　本書では，脳波サンプルを中心にして解説し，新生児の正常な脳波パターンについて修正齢ごとに理解を深めていく．なお，特別な断りがない限り，キャリブレーションは縦軸が100 μV，横軸が1秒を表す．

（奥村彰久・早川文雄）

A 新生児の脳波パターン

睡眠段階と脳波パターン

　新生児の臨床においては覚醒時の脳波は相対的に重要でなく，一般に睡眠時の脳波を対象にする．新生児脳波の判読で重要なのは，表Ⅱ1に示す2つの睡眠段階，動睡眠（active sleep：AS）と静睡眠（quiet sleep：QS）とを認識することである．ASは年長時や成人のREM睡眠に相当し，QSはnon-REM睡眠に相当すると考えられる．実際には，ASやQSの概念と一致しない睡眠段階もみられることがあり，不定睡眠（indeterminate sleep：IS）とよばれる．ISは修正齢が早いほどその割合が多い．ASとQSとの両方の睡眠段階が記録されていることが十分な診断的価値がある脳波の条件であり，特に自然睡眠によるQSの記録が重要である．

　新生児脳波の基本は修正40週の脳波パターンである（図Ⅱ1）．睡眠のはじまりは403ではじまることが多く，402はむしろ静睡眠，すなわち407の後でよく出現する．動睡眠の402と403では脳波の基線をトレースできる．半律動的な低振幅波形だけであれば402，これに高振幅な徐波を伴うと403である．高振幅徐波が増えてきて連続的に徐波が出現するようになると405とよび，静睡眠に入ったことがわかる．405は全誘導で連続的な脳波活動がみられ，基線をトレースできない．静睡眠がさらに深まる過程でstartleという一瞬のピクンとする体動が起こり，さらにオトガイの筋電図が増高して405から407へと移行していく．

脳の成熟を反映する脳波パターンの変化

　脳機能の成熟は幼若なほど急速であり，成熟に伴って減速する．それを反映する脳波の背景活動の変化にも同じことがいえる．年齢による背景活動の差は成人期には明瞭でないが，学童期には3歳間隔くらいで識別でき，幼児期は1歳間隔，乳児期は3か月間隔で識別できる（図Ⅱ2）．年齢や月齢による脳波活動の識別間隔は，脳の機能獲得，すなわち成熟速度を反映していると考えられる．新生児期は乳児期よりさらに発達が急速であり，2～4週間隔で背景活動の識別が可能である．胎内でも早産児として子宮外で生活しても脳成熟の速度は同じと考え

表Ⅱ1 睡眠段階と脳波パターン

	動睡眠 （active sleep：AS）	静睡眠 （quiet sleep：QS）
呼　吸	不規則	規則的
眼球運動	あり	なし
体　動	多い	startle のみ
脳　波	連続性	非連続性
正期産児期	低振幅不規則パターン「2」 混合パターン「3」	高振幅徐波パターン「5」 交代性パターン「7」
早産児期	低振幅不規則パターン「2」 混合／高振幅徐波パターン「3」	非連続性パターン「7」

脳波パターンの「　」内の数字は脳波パターンのコード番号を示す

A 新生児の脳波パターン

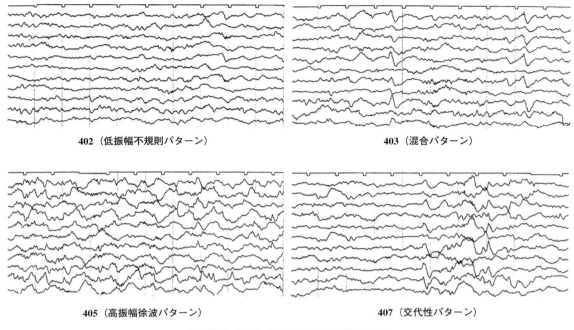

402（低振幅不規則パターン）　　403（混合パターン）

405（高振幅徐波パターン）　　407（交代性パターン）

図Ⅱ1 修正40週の正常脳波所見

新生児脳波の基本は修正40週の脳波パターンである．睡眠の初期は403ではじまることが多く，402はむしろ407の後でよくみられる．動睡眠の402や403では基線がトレースできる．半律動的な低振幅波形だけであれば402，これに高振幅な徐波や鋭波が間歇的に重畳するのが403である．次第に高振幅徐波が増し，連続的に徐波が出現して基線がトレースできなくなったのが405であり，静睡眠のパターンである．405は全誘導で連続的な脳波活動がみられるため，基線がトレースできない．静睡眠が深まる過程でstartleという一瞬からだをピクッとさせる動きが起こり，それにつれてオトガイ筋電図が増高しながら405から407へ移行する

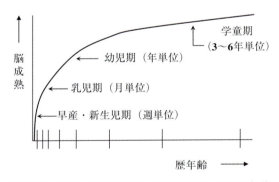

図Ⅱ2 脳の成熟速度と脳波パターンの変化

られており，在胎週数に出生後週数を足した修正齢（corrected age：CA）が脳波成熟の基準となる．

修正40週に達するまでの脳波パターンの成熟過程は，以下の3つの特徴がある．
　①修正齢が進むにつれ，連続性が増加する
　②修正齢が進むにつれ，徐波が小さくなっていく
　③修正齢に特徴的な生理的transientsがある

すなわち，未熟な脳波パターンが成熟するということには，脳波活動の連続性が増加し，背景活動の主たる成分である徐波が小さくなる，という2つの大原則がある．また，修正齢に特異的な生理的transientsの出現が脳波の成熟度判定を助ける．これらを順次解説する．

1. 脳波成熟の原則1：成熟するほど連続性が増加する

新生児脳波の特徴のひとつに，睡眠深度が深まると脳波が交代性（tracé alternant：TA）になったり，非連続（tracé discontinù：TD）になったりすることがあげられる．超早産期の脳波は，ほとんどすべてがTDで占められており，修正齢が進むにつれて連続脳波（low

II 正常脳波

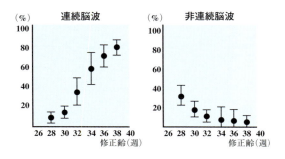

図II 3 脳成熟に伴う連続性パターンの増加

脳波活動の連続性の増加は，まず連続性パターンの割合の増加として把握できる．連続性パターンは，修正齢が進むにつれてそれに比例するように割合を増す．一方，非連続性パターンは修正齢が進むにつれ徐々に減少し，修正40週以降ではみられなくなる

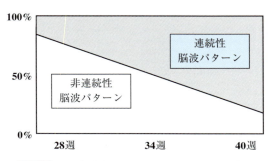

図II 4 脳波成熟の原則1：連続性の増加

新生児脳波では，脳の成熟が進むにつれて連続性が増加する．すなわち，連続性パターンの占める割合が増す

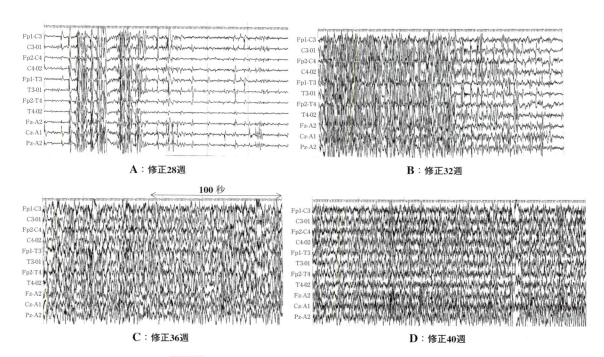

図II 5 圧縮脳波でみる連続性パターンの増加

A：修正28週の動睡眠では連続性パターンはごく一部である
B：修正32週の動睡眠では連続性パターンが半分以上だが振幅が高い
C：修正36週の動睡眠では連続性が増加する
D：修正40週の動睡眠では振幅が低下する
このように，圧縮脳波をみるだけでも，ある程度の成熟過程を評価することが可能である

A 新生児の脳波パターン

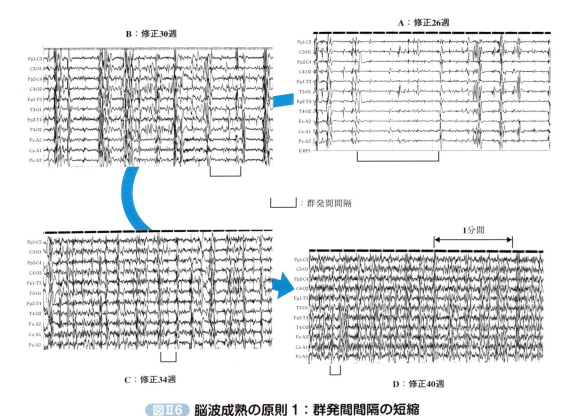

図Ⅱ6 脳波成熟の原則1：群発間間隔の短縮

新生児脳波では，脳の成熟が進むにつれて群発間間隔が短縮する

voltage irregular：LVI や high voltage slow：HVS）の割合が増していく（図Ⅱ3）．修正40週では，TA が占める割合は 20～30% 程度に減少する（図Ⅱ4）．このような変化は，修正24～40週の間にみられる中枢神経系のめざましい成熟を反映していると考えられ，脳波記録全体の中で連続脳波の占める割合だけでも脳成熟度の判定に有用である．図Ⅱ5 は紙送り速度を遅くした動睡眠時の圧縮脳波だが，修正齢が進むにつれて連続性が増していくのが明瞭である．一方，脳機能に抑制がかかった場合も連続脳波の割合が減少する．したがって，異常脳波では連続性がそのまま脳成熟度を反映しないこともあることを念頭において判読する必要がある．

脳成熟に伴う連続性の増加を表すもうひとつの指標は，TA や TD における群発間間隔（interburst interval：IBI）である．TA や TD

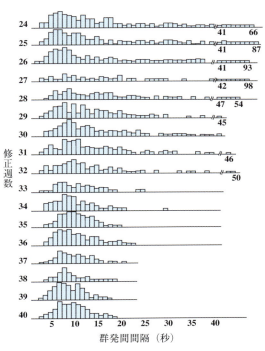

図Ⅱ7 修正週数と群発間間隔

Ⅱ 正常脳波

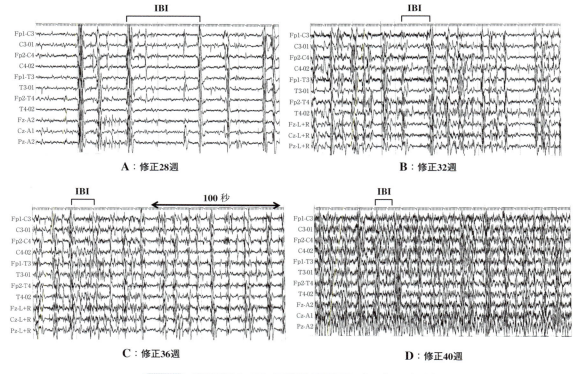

図Ⅱ8 圧縮脳波でみる群発間間隔（IBI）の短縮

A：修正28週ではIBIは20秒以上が多く，40〜60秒と長いものが一部含まれる
B：修正32週では約10秒のIBIが多くなり，長いものでは15〜20秒である
C：修正36週では平均が7〜10秒で，最長でも20秒にはならない
D：修正40週では平均が数秒で，最長でも10秒に短縮する
このように，交代性／非連続性パターンの圧縮脳波をみるだけでも，ある程度の成熟過程を評価することが可能である．また，急性期異常で最も頻度が高い所見は連続性の低下であり，修正齢別のIBIの長さをイメージできていないと，このIBIが生理的であるのか病的なのかを判断することが困難である

は高振幅部分と低振幅部分から構成されており，高振幅部分は修正齢と無関係におよそ数秒である．しかし，低振幅部分の持続時間を表すIBIは超早産児期においては30〜60秒と長く，脳成熟とともに短縮して修正40週では数秒程度になる（図Ⅱ6）．IBIに注目することにより，およその脳成熟度を推測することができる（図Ⅱ7）．図Ⅱ8は紙送り速度を遅くした圧縮脳波だが，修正28週では40秒以上続くIBIが認められるのに対し，修正40週ではIBIが10秒未満に短縮している．一方，IBIの持続時間は脳機能抑制によって延長するため，異常脳波ではIBIを根拠に脳成熟度を推定することには慎重となるべきである．

2. 脳波成熟の原則2：未熟なほど徐波は大きくて単調

新生児脳波の特徴は徐波が目立つことである．静睡眠の脳波パターンであるHVSやTAの高振幅部分に出現する徐波は，乳児期以降のどの時期にみられる睡眠中の徐波よりも周波数が遅く，振幅が大きく，単調である．この特徴は未熟なほどいっそう顕著になる（図Ⅱ9）．修正40週で認められる徐波は2.5〜3 Hzで100 μV程度の多型性が豊かな徐波であるが，修正36週以前では単調な徐波が目立ち，修正32週では1 Hzで200 μV程度，修正28週では1 Hz未満で300 μV前後となる．単調な大脳投射系に反応する皮質ニューロンの大集団

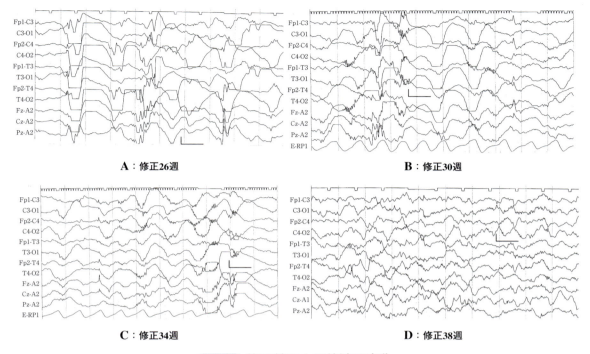

図Ⅱ9 修正齢による徐波の変化

A：修正26週までは徐波の振幅が300 μV以上で，周波数も1 Hz未満が多い
B：修正30週では振幅200～300 μVで，周波数が1 Hzである
C：修正34週までは振幅200 μV，周波数1.5～2 Hzの単調な徐波が主である
D：修正38週では多型性をもつ振幅100～150 μV，周波数2～2.5 Hzの徐波となる
徐波の形や大きさだけでも週数のおおまかな判定をすることができる．それに加えて，連続性や修正齢に特異的なtransientsを評価して，脳波の成熟度を判定する

が，複雑な投射系の影響を受ける小集団に細分化していく過程を反映していると考えられる．早産児期である修正36週まではデルタ波同士の干渉が少なく単調な徐波だが，正期産期に入ると時間的・空間的に干渉が増えるためデルタ波の多型性が目立つようになる．

しかし，ある修正齢の脳波には特定の大きさのデルタ波だけが出現するわけではない．むしろ，様々な大きさのデルタ波がひとつの脳波でみられるのが普通である（図Ⅱ10）．したがって実際の判読では，最も出現頻度が高くて優勢な徐波の大きさや周波数が参考になる．また，中間的な大きさの徐波が修正齢におおむね合致することが経験的に知られている．特定の修正齢において高頻度に出現するデルタ波の大きさをイメージできるようになることが，脳波の成熟度を判定するのに重要である．

3. 脳波成熟の原則3：修正齢に特徴的なtransientsが出現する

小児や成人脳波でhump（vertex sharp transients）やspindleといった生理的な突発波が出現するように，修正齢に特徴的な生理的transientsが出現する．transientsは修正齢によって特異的な局在と形態を呈するため，transientsに注目するだけでおよその修正齢を推測することができる．transientsは特徴的な形態をもち，出現する修正齢がおよそ決まっているため，その推定に大変役に立つ．生理的transientsの特徴を覚えれば，病的状態で連続性や徐波の大きさが変化しても，正しい修正齢を推定するのに威力を発揮する．一方，年長児のてんかんで出現する突発波（paroxysmal discharges）と紛らわしいものもあり，間違え

II 正常脳波

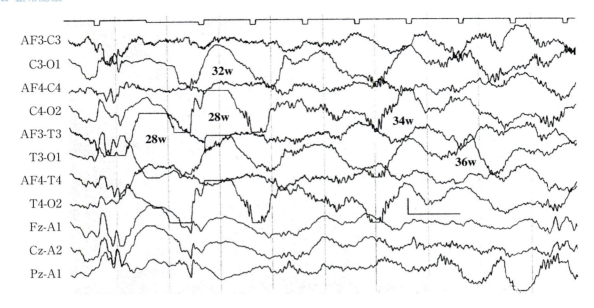

図II10 様々な修正齢の徐波の混在

ある修正齢の脳波には，特定の大きさの徐波だけが出現するかというと決してそうではない．むしろほとんどの場合，様々な大きさの徐波がひとつの脳波でみられる．このような時，最も出現頻度が高く優勢な徐波の大きさを参考にするのがよい．また一般に，中間的な大きさの徐波が修正齢に一致することが経験的に知られている

表II2 新生児脳波の発達的変化のまとめ

修正齢	徐　波	TA/TDのIBI	brush	特徴的 transients
26週以下	1 Hz 未満，300〜400 μV	20〜80秒	認めない	frontal sharp bursts, occipital sharp bursts
27〜28週	1 Hz 前後，300 μV 前後	20〜60秒	乏しい	high amplitude theta
29〜30週	1〜1.5 Hz，200〜300 μV	10〜30秒	少ない	rhythmic temporal theta
31〜32週	1.5 Hz 前後，200 μV 前後	10〜20秒	多い	transientsは少ない
33〜34週	1.5〜2 Hz，150〜200 μV	10〜15秒	多い	temporal sharp transients がときに出現
35〜36週	少ない（2 Hz 前後，150 μV 前後）	5〜15秒	やや多い	temporal sharp transients
37〜38週	少ない（2 Hz 以上，100 μV 前後）	5〜10秒	少ない	frontal sharp transients, bi-frontal slow bursts
39〜40週	同　上	3〜8秒	乏しい	frontal sharp transients, bi-frontal slow bursts
41〜42週	同　上	2〜3秒	認めない	transients は少ない

TA：交代性パターン，**TD**：非連続性パターン，**IBI**：群発間間隔

A 新生児の脳波パターン

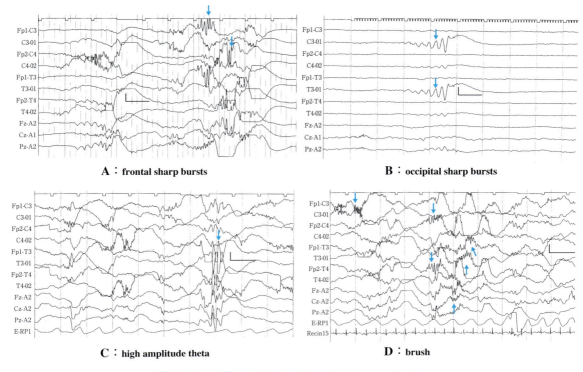

図Ⅱ11　（超）早産期の典型的な transients

修正26週までに特徴的な transients は frontal sharp bursts（A）と occipital sharp bursts（B）であり，側頭部からの transients はまれである．しかしそのわずか2週間後には high amplitude theta（C）が主体となる．brush（D）は修正31〜32週で最も頻度が高い

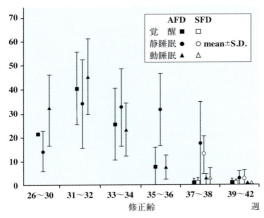

図Ⅱ12　brush の5分ごとの修正齢別出現数

早産児期の代表的な transients である brush は，修正31〜32週で最も高頻度である．その後，動睡眠では急速に頻度が低下するが，静睡眠では修正36週まではあまり減少しない．個人差はあるものの，およその brush の出現頻度を修正齢ごとに頭に入れておくと，修正齢の推定に役に立つ

ないようにしなければならない．新生児では，たとえてんかんであっても，原則として発作間歇期には突発波は出現しない．

以下に新生児の生理的 transients について概説し，最後に transients のサンプルを示す．また，表Ⅱ2に新生児脳波の発達的変化のまとめを示す．

a 早産児にみられる生理的 transients

早産期の典型的な transients は，以下のようなものがある（図Ⅱ11）．

① frontal sharp bursts
② occipital sharp bursts
③ high amplitude theta
④ rhythmic temporal theta
⑤ brush / delta brush

修正26週までの超早産児において最も特徴的な transients は，frontal sharp bursts と occipital sharp bursts である．この修正齢では high

II 正常脳波

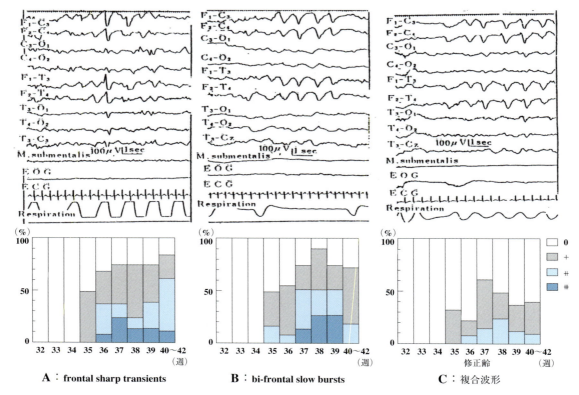

図II13 frontal sharp transients, bi-frontal slow bursts, およびその複合波形の出現頻度

これらのtransientsは修正34週までは出現せず、36〜40週で頻繁に出現する。一方、20〜30％の脳波ではこれらのtransientsは出現せず、これらが出現しないことのみで異常と判定しないほうがよい

amplitude thetaやbrushはあっても少なく、その意味でfrontal sharp burstsとoccipital sharp burstsは典型的な超早産期のtransientであるといえる。

そのわずか2週間後の修正28週にはtransientsの特徴は一変し、high amplitude thetaおよびbrushが主体となる。また、この頃にはbrushも徐々に増加する。

修正30週になると、側頭部からのtransientsが鋭波から律動的シータ波へと変わり、rhythmic temporal thetaが特徴となる。

brushは早産児の代表的なtransientsとして有名で、修正31〜32週で最も頻繁に出現する。デルタ波の上行脚に重畳することが多く、その場合はdelta brushとよぶこともある。渡邊の報告では、動睡眠では修正32週以降急激に出現頻度が減るが、静睡眠では修正36週まではあまり減少しないとのことである（図II 12）。

個体差が大きいのは確かだが、それを念頭においたうえで、修正齢ごとのおよそのbrushの出現頻度を知っておくと、修正齢の判定に有用である。一方、brushの局在や同期性についての生理的特徴はまだ十分に検討されていない。

b 正期産児にみられる生理的transients

正期産児にみられる生理的なtransientsは以下のとおりである。

① frontal sharp transients
② bi-frontal slow bursts
③ Fz/Cz theta/alpha bursts
④ Fz/Cz rhythmic alpha
⑤ temporal sharp transients

これらのうち、frontal sharp transients, bi-frontal slow bursts, およびその複合波形の出現頻度について渡邊のデータを示す（図II 13）。いずれの波形も修正34週までに出現することはなく、修正36〜40週において頻発す

A 新生児の脳波パターン

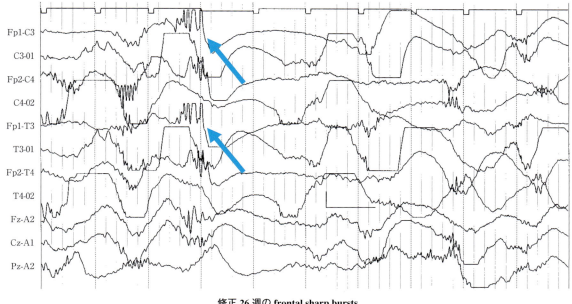

修正 26 週の frontal sharp bursts

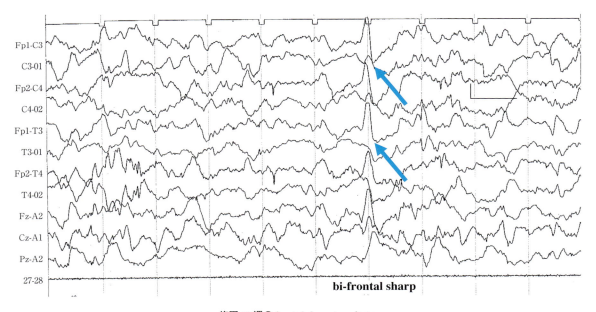

修正 40 週の frontal sharp transients

図Ⅱ14 前頭部からの transients：未熟と成熟

前頭部は超早産児期と正期産期で頻繁に transients を認める部位だが，修正 30～34 週では transients をほとんど認めない．修正 26 週の frontal sharp bursts と正期産期の frontal sharp transients とは明らかに形態が異なる

る．これらの前頭部に出現する transients は，この時期の前頭部がユニークで活発な活動をしていることを反映している可能性がある．しかし一方で，正常脳波の 20 ～ 30 ％でこれらの transients が出現しないことがあり，そのこと

のみを根拠に異常と判定することは避けるべきである．

ⓒ 正期産児と早産児の transients の比較
①前頭部からの transients

新生児脳波の判読に際して，2 つの時期で前

II 正常脳波

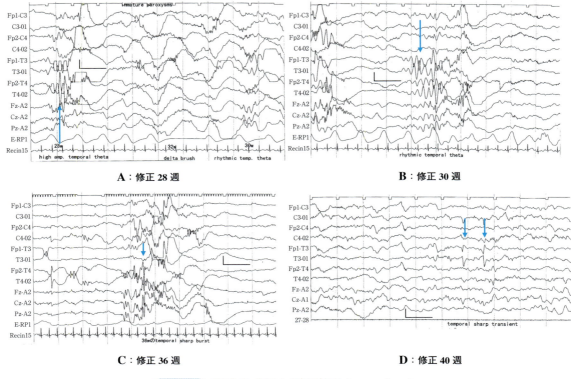

図II15 脳波の成熟と側頭部の transients

早産児期から正期産期を通して，側頭部からは特徴的な transients が多く出現する．しかも形態がそれぞれ異なり，出現する修正齢も決まっているものが多いため，脳波の成熟度判定に有用である．名称はともかく，形態をよく覚えておくとよい

頭部に注目すべきである．ひとつは超早産児期（修正22〜26週）であり，もうひとつは正期産期（修正36〜42週）である．図II14のように，超早産児期にみられる frontal sharp bursts は尖鋭であるが，成熟児期の frontal sharp transients は二相性の鋭波であり，形態に明らかな差違を認める．また，背景活動に，単調で大きな徐波を認める前者と，多型性の複雑な波形を認める後者では，その判別は容易である．このように，背景活動の徐波成分と特徴的な transients に注目して脳波成熟度を判定していく．

②**側頭部からの transients**

修正26週までは側頭部からの transients は少ないが，修正28週になると側頭部からのtransients の頻度が急激に増える．修正28週で多くみられる高振幅の鋭波様活動は high amplitude theta と命名され，超早産児期の特徴的波形のひとつである．修正30週になると，transients の形態が，律動的シータ波に変わり，名称も rhythmic temporal theta と変わる．修正32〜34週には側頭部の transients は目立たなくなり，修正36週前後には不規則な鋭波様の transients が静睡眠を中心に頻発するようになる．修正36〜40週では，図II15のような単発の二相性の temporal sharp transients が出現する．

（奥村彰久・早川文雄）

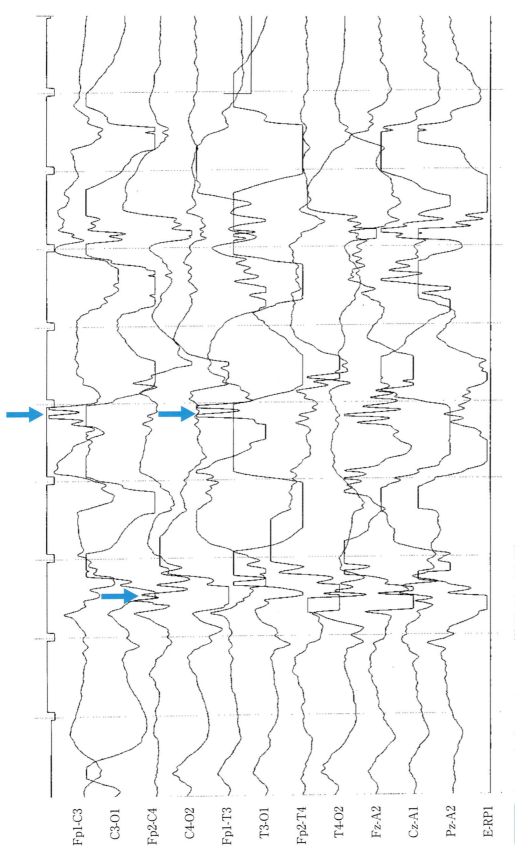

図Ⅱ16 ▶ frontal sharp bursts（修正 22〜26 週）

修正 22〜26 週という最も未熟な時期に出現するのは，前頭部および後頭部からの transients である．frontal sharp bursts は 25〜26 週で最も頻度が高く，28 週まですでに少なくなり，30 週でははめったにみられない．高振幅で鋭い鋭波の群発であるのが特徴である（↑）．修正 22〜26 週ではこのような形態の波形は生理的であるという認識をもつ必要がある．

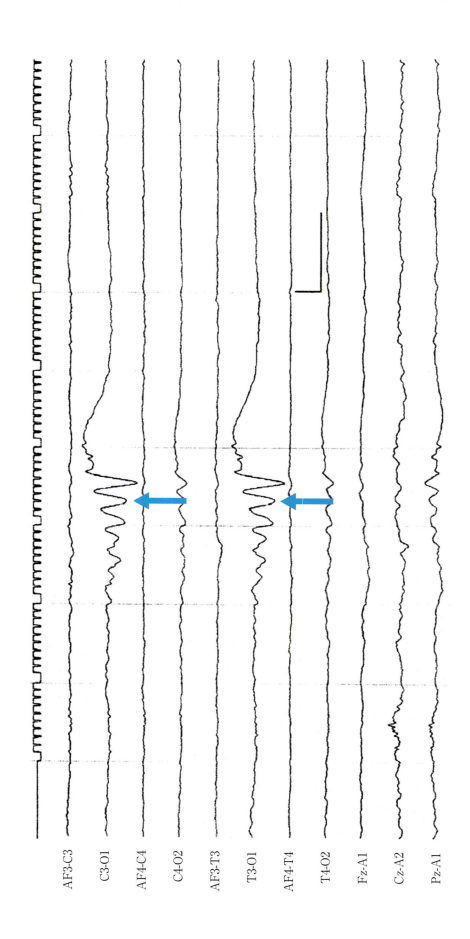

図Ⅲ17 occipital sharp bursts（修正 22〜26 週）早産期における生理的突発波

やはり修正 22〜26 週という最も未熟な時期に出現する transients である（↑）。修正 25〜26 週に最も頻度が高く、28〜30 週では少なくなる。25〜26 週は背景に速波成分が極めて少ないため、frontal sharp bursts や occipital sharp bursts はよく目立つ。このような波形を認めたら、かなり未熟な発達段階の脳波であることが推測できる。

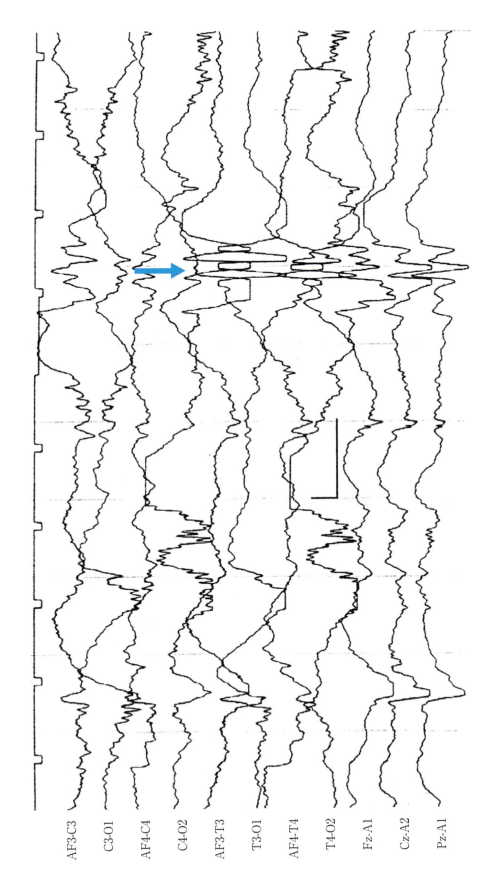

図II18 high amplitude theta（修正28週）

修正28週で特異的にみられるユニークな transients である（↑）。著しく高振幅な鋭波の群発が、徐波の起始部に出現する。26週や30週でもときにみられるが、high amplitude theta が頻発していれば28週前後と考えても大きくはずれない。そのくらい修正齢特異性が大きい transients である。

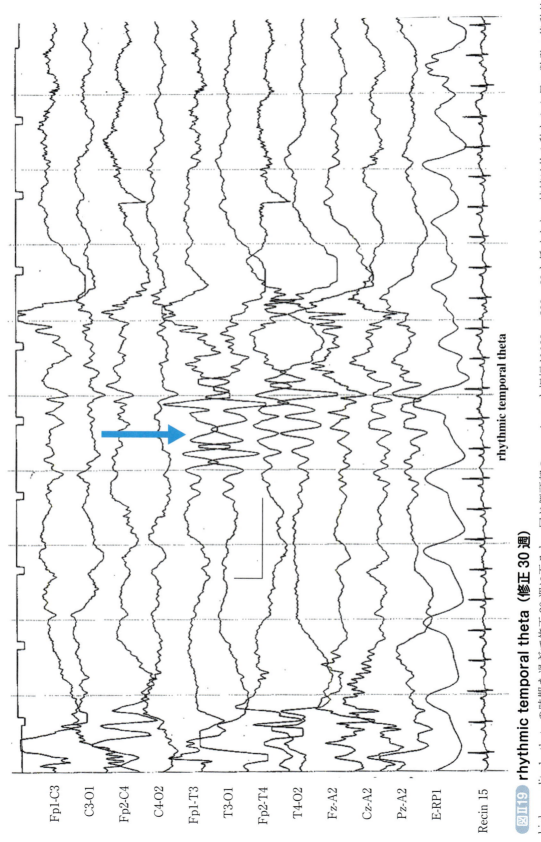

図Ⅱ19 rhythmic temporal theta（修正 30 週）

high amplitude theta の時期を過ぎて修正 30 週に至ると，同じ側頭部の transients も振幅が 100～200 μV と低くなり，持続は約 1 秒とやや長い数発の律動的な群発に変わる（↑）．この transients も極めて週数特異性が大きく，典型的には修正 32 週ではほとんどみられなくなる．したがって，rhythmic temporal theta を認めたら，その児の修正齢は 30 週に近いと推測できる．

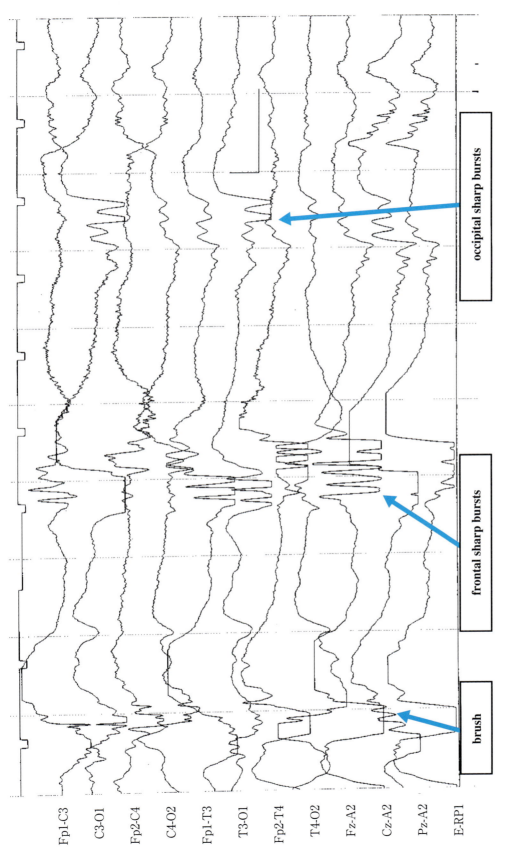

図II 20 未熟性を反映する transients

修正22〜26週の超早産期に認められる transients としては，frontal sharp bursts と occipital sharp bursts があげられる．brush はすべての早産児期を通してみられる律動的速波成分で，修正22〜26週でも認められる．修正28週を過ぎると brush の出現頻度も高くなるが，26週までは高振幅で周波数が遅い徐波（300〜400 μV 以上，1 Hz 未満）と前頭部・後頭部の律動的速波群発という組み合わせが特徴的である．

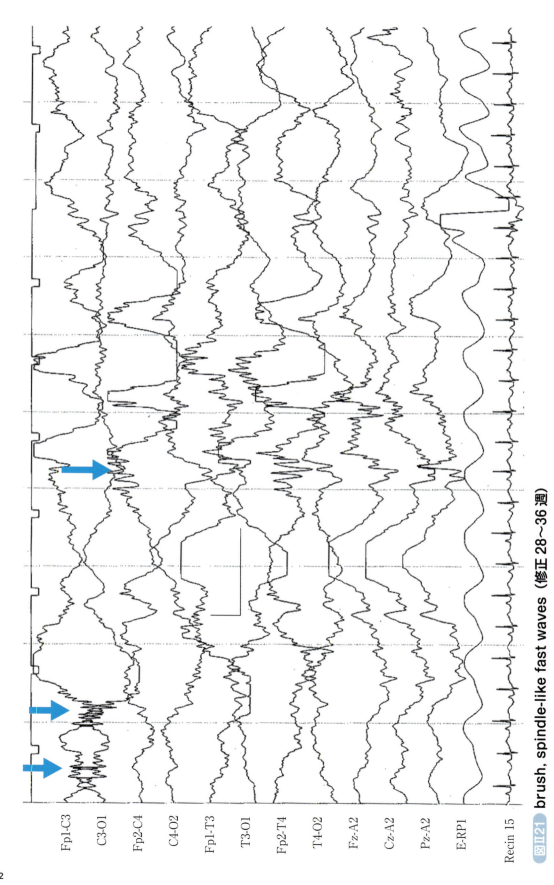

図II 21 brush, spindle-like fast waves（修正 28～36 週）

早産児の脳波で最も有名な波である（↑）。デルタ波の上行脚に重量することが多く、その場合には delta brush とよぶこともある。年長児に出現する spindles との関連が推測されているが、視床からの大脳皮質投射系がその律動に関与している点が共通すると考えられている。この波形は修正 24～26 週ではまだ少なく、28 週から増加して、32～34 週頃最も頻度が高くなる。以降、36～38 週では静睡眠だけに残るようになり、40 週以降にはほとんどみられなくなる。

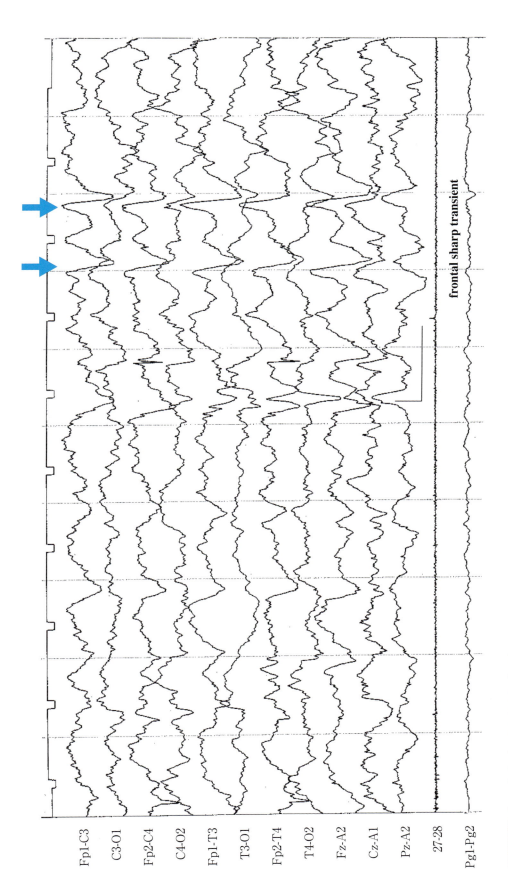

図II 22　frontal sharp transients

正期産児期を代表する transients のひとつである。両側あるいは片側の前頭部から、年長児の hump (vertex sharp transients) に似た二相性の鋭波が出現する (↑)。修正 38〜40 週では、この波形の出現は低振幅不規則パターン (LVI) から混合パターン (M) へ睡眠段階が移行したことを示す。静睡眠で出現することも多く、ときには交代性パターン (TA) の高振幅部分でもみられる。この波形をみれば正期産児であると認識ができる。

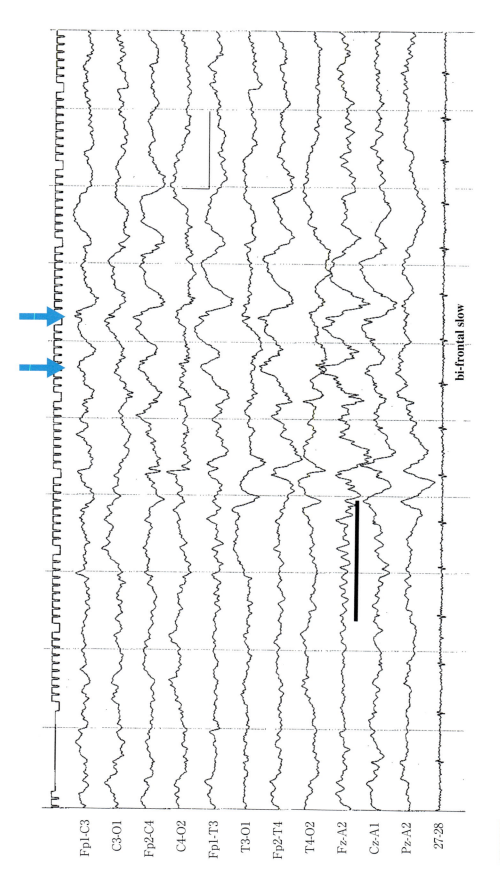

図Ⅱ23 bi-frontal slow bursts

正期産児期を代表する transients のひとつである．両側前頭部から 1.5〜2 Hz のお椀型の徐波が 2〜3 秒連続して出現する（↑）．修正 38〜40 週では，この波形の出現は低振幅不規則パターン（LVI）から混合パターン（M）へ睡眠段階が移行したことを示す．このサンプルには Fz rhythmic alpha（──）も認める．frontal sharp transients や bi-frontal slow bursts は，いずれも正期産児期かそれに近い脳成熟を反映した所見と解釈できる．

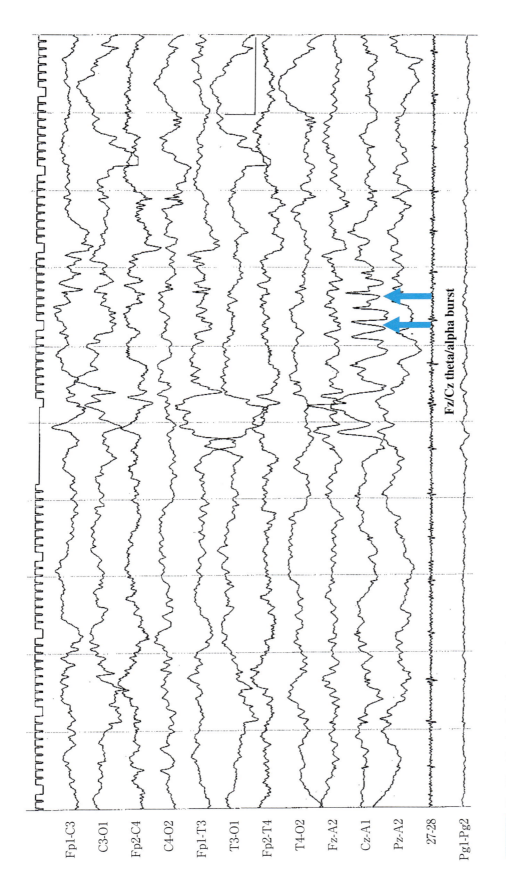

図Ⅱ24 Fz/Cz theta/alpha bursts

Fz/Cz theta/alpha bursts（↑）は，前頭部または中心部の正中線上から出現する鋭波群発である．この transients の特徴は，Fp1 や Fp2，あるいは C3 や C4 にはほとんど波及せず，ほぼ正中線上に限局して出現することである．静睡眠時によく出現するが，frontal sharp transients や bi-frontal slow bursts よりはるかに出現頻度が低く，発作時変化と見誤らないようにする必要がある．

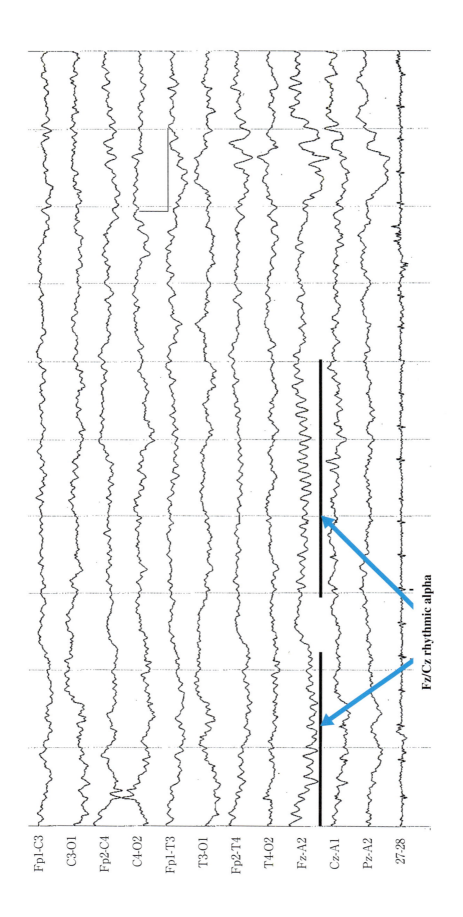

図Ⅱ25　Fz/Cz rhythmic alpha

Fz/Cz rhythmic alpha（——）は，36週以降において前頭部の正中線上から出現する低振幅律動波形である。まず例外なく 8 Hz のアルファ波で，1〜3秒持続する。静睡眠時に高頻度に出現するが，出現頻度は Fz/Cz theta/alpha bursts よりさらに低く，最も高頻度に出現する修正 40 週でも 10 % 未満である。交代性パターン（TA）の低振幅部分に選択的に出現する場合もある。やはり発作時変化と間違わないことが重要である。

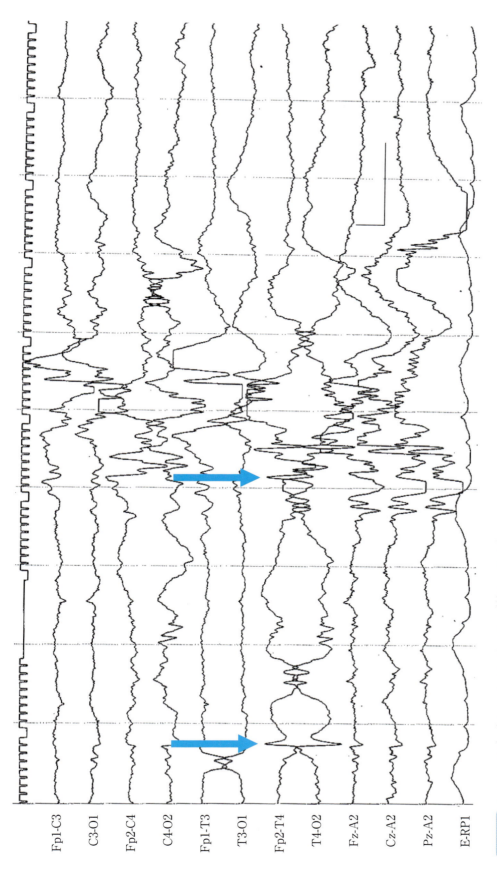

図Ⅱ26　temporal sharp transients（修正36週）

修正32〜34週は極めて鋭波・シータ波が少ない（いいかえればデルタ波とbrushのみ）時期だが、36週になると突然様相が変化する。特に静睡眠（交代性パターン：TA）においては、失った鋭波とbrushのため全体に不規則な背景という印象を受けるようになる。その中で、↑のような鋭波に類した棘波が側頭部から出現することが知られており、temporal sharp transients と名づけられている。左の↑が典型的で、T4で位相が逆転する二相性波形として認識することができる。

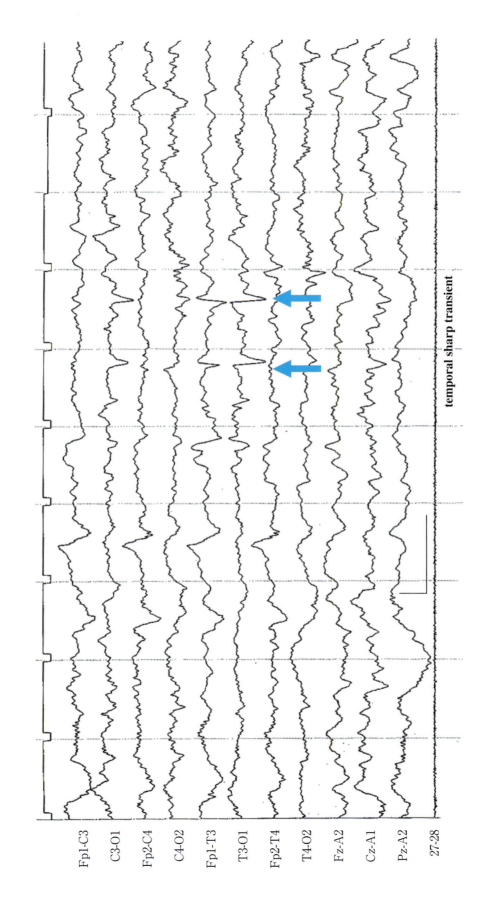

図Ⅱ-27 temporal sharp transients（修正40週）

修正36週では尖鋭で棘波のような印象であった temporal sharp transients が, 40週になると⬆のように比較的なだらかな二相性の鋭波になる. これは frontal sharp transients, frontal slow bursts とならんで正期産児期の代表的な transients とされており, おもに403や405に認められる.

Ⅱ 正常脳波

B 脳波パターンの発達的変化

① 交代性パターン（TA）/非連続性パターン（TD）の発達

　ここからは個々の脳波パターンについて，修正齢ごとに発達的変化をみていく．

　まず，「7」のパターンについて述べる．「7」のパターンは，正期産児期では交代性パターン（alternating tracing または tracé alternant：TA），早産児期では非連続性パターン（discontinuous tracing または tracé discontinù：TD）である．交代性パターンと非連続性パターンは，その低振幅部分に活動があるかどうかで区別する．すなわち，TAでは低振幅部分にも活動があるのに対し，TDでは低振幅部分は平坦かそれに近い．生理的には，修正36週まではTD，38週以降TAとなる．いずれの週数でもTA/TDは静睡眠時の脳波パターンであり，新生児の最も深い睡眠時に出現すると考えられている．一生のうち生理的にこのパターンを認めるのは新生児期のみであり，新生児に特徴的な脳波パターンである．

*「Ⅰ 総論　C 睡眠段階と脳波パターン」（p.7）参照

（加藤　徹・早川文雄）

判読のポイント1：全体を把握して，細部に至る

脳波を用いて早産児脳の成熟度を2週ごとに推定できることは，新生児脳波判読の醍醐味である．表Ⅱ2「新生児脳波の発達的変化のまとめ」（p.22）に示す4項目（デルタ波の周波数と振幅，TA/TDの群発間間隔，brushの頻度，特徴的なtransients）を基準に評価するのだが，初学者は，以下のような順番で判読するとよい．

①今，判読している脳波記録が連続性パターンか，非連続パターンかを見定める
②連続性パターンなら，次に記録中に出現する比較的大きいデルタ波を探し，その周波数と振幅を評価してゆく．この時点である程度，週数を絞り込める
③次に，brushの出現頻度やtransientsの有無を評価し，推定週数を判定する
④非連続性パターンなら，TA/TDの群発間隔と，平坦部分に何らかの活動があるか（あるなら修正38週以上）否かを評価する．次に，burst部分を上記②，③の順番に評価することで，推定週数を判定する
⑤連続性パターン，非連続性パターンの評価を総合して推定週数とする

（城所博之）

判読のポイント2：デルタ波の形態

修正34週未満の早産児には，"すべり台型"の特徴的デルタ波が多く（図-A），上行脚の立ち上がりは早く，下行脚はなだらかに低下する．一方，34週以降のデルタ波は上行脚と下行脚が左右対称であるため"富士山型"である（図-B）．総論に示すとおり，デルタ波は未熟なほど大きく単調であるが，上記の点も判読の助けになるであろう．

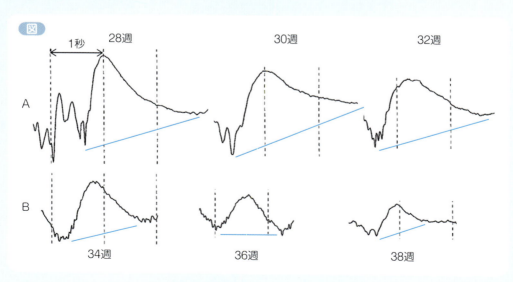

（城所博之）

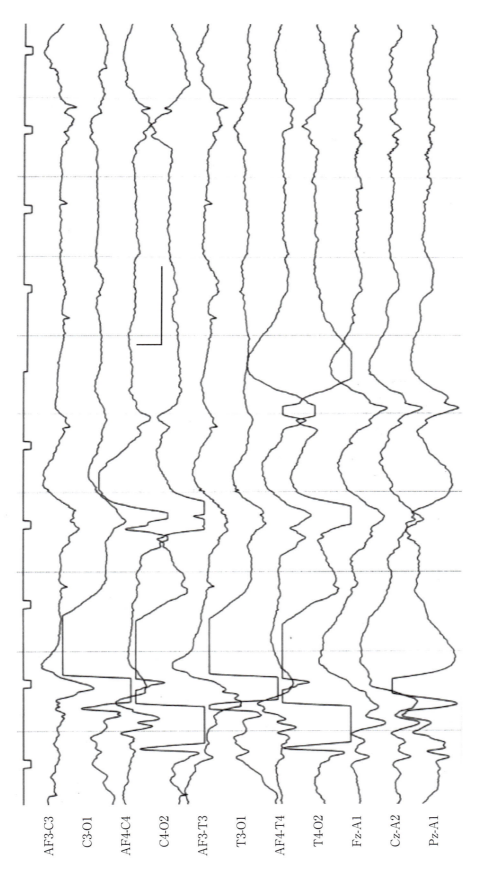

図Ⅱ28 修正26週の非連続性パターン（267）

低振幅部分の持続は20～80秒と長いが、高振幅部分の持続は3～8秒であり40週までほとんど変わらない。低振幅部分は平坦に近いが、デルタ成分が単発で出現する。一方、高振幅部分は300μV以上の高振幅で周波数が著しく遅い（1Hz未満）デルタ成分が主で、それにfrontal sharp burstsやoccipital sharp burstsといった高振幅のtransientsが混入する。高振幅部分の左右同期性は、この時期からすでによく保たれている。frontal sharp burstsやoccipital sharp bursts以外の速波成分はほとんどみられず、波形にまとまったような印象がある。

41

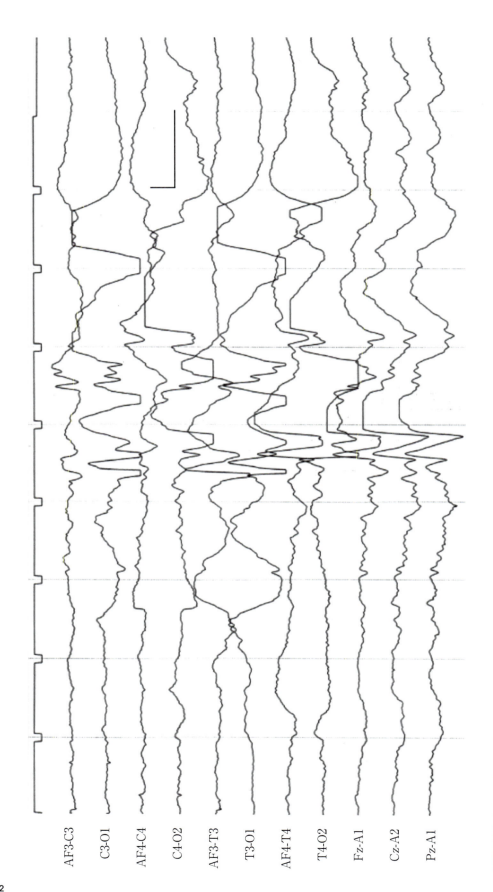

図Ⅱ29　修正 28 週の非連続性パターン（287）

低振幅部分の持続は 15〜60 秒と長いが，平均では 20〜40 秒くらいのことが多い．高振幅部分の持続は 3〜8 秒である．低振幅部分は平坦に近いが，ときにシータ成分やデルタ成分が単発で出現する．一方，高振幅部分は 300 μV 以上の高振幅で周波数が著しく遅い（1 Hz 未満）デルタ波と，300 μV の振幅で 1 Hz くらいのデルタ波がともにみられる．frontal sharp bursts や occipital sharp bursts はあっても頻度は低く，28 週の特徴である側頭部からの high amplitude theta が主体となる．速波成分としては，まだ出現頻度は低いものの brush が出現する．

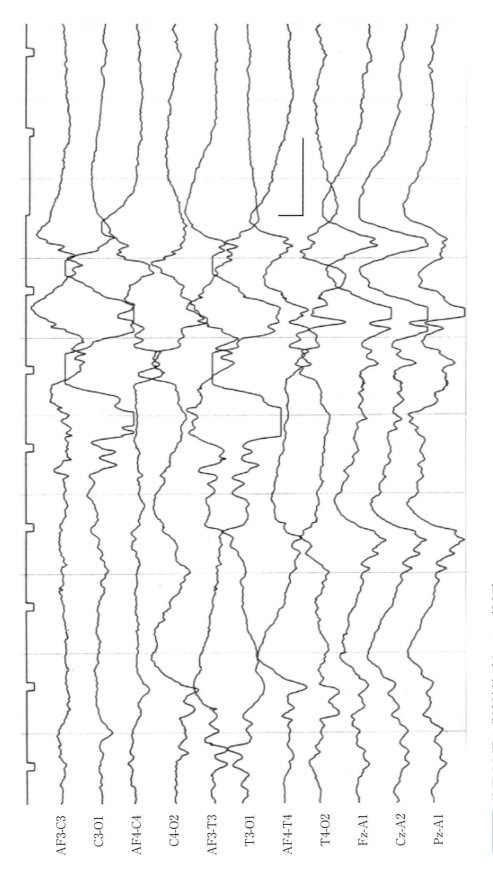

図II30 修正30週の非連続性パターン (307)

低振幅部分の持続は20～40秒程度で，高振幅部分の持続は4～8秒である．低振幅部分は平坦な部分もあるが，シータ成分やデルタ成分が単発で出現するだけでなく，brushもみられることがある．高振幅部分は300 μV，1 Hzくらいのデルタ波が主体だが，様々な振幅・周波数のデルタ波が混在するようになる．前頭部や後頭部のtransientsは減少し，特徴的な側頭部からのrhythmic temporal thetaがしばしばみられる．速波成分が全体的に増えてきて，特にbrushが目立つようになる．

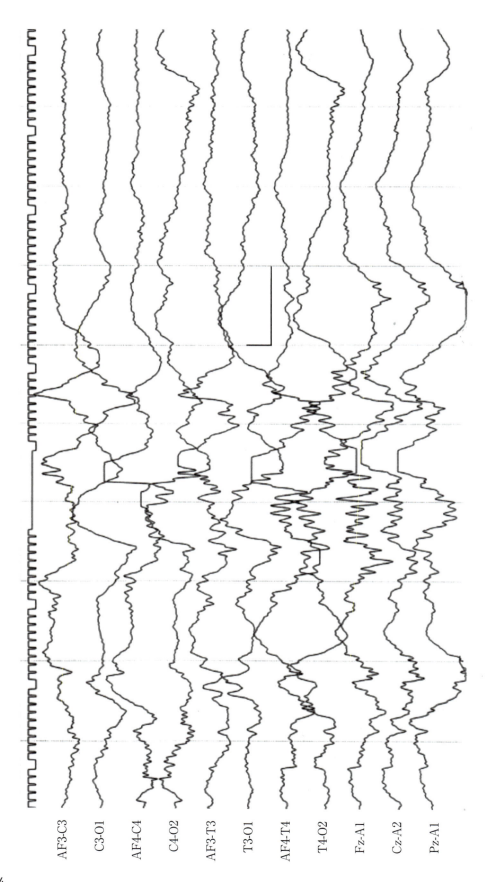

図Ⅱ31 修正 32 週の非連続性パターン (327)

低振幅部分の持続は 20～40 秒程度で、高振幅部分の持続は 4～8 秒である。低振幅部分は平坦な部分もあるが、シータ成分やデルタ成分が単発で出現するだけでなく、brush もみられる。高振幅部分は 250 μV、1 Hz くらいのデルタ波が主体で、様々な振幅・周波数のデルタ波の特徴的な所見として、修正 32 週の特徴が混在する。後頭部からデルタ波が連続的に出現するのがしばしばみられる。側頭部からの rhythmic temporal theta は少ない。速波成分が全体的に多く、特に brush がゆたかな高頻度に出現する。シータ波が少なく、比較的単一な波形の徐波と豊富な brush が主体のパターンであるため、整った印象である。

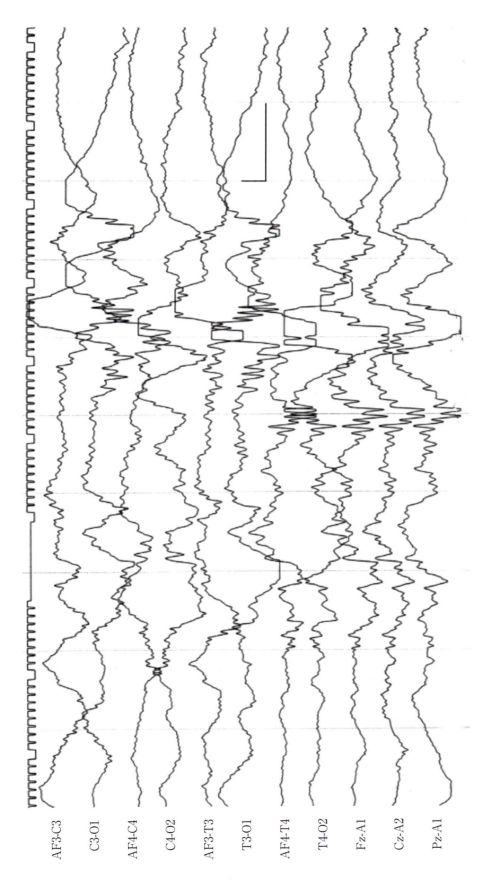

図Ⅱ32 修正 34 週の非連続性パターン（347）

低振幅部分の持続は 20～30 秒と短くなり，高振幅部分もあるが，シータ成分やデルタ成分が単発で出現するだけでなく brush も多くみられる．低振幅部分は平坦な部分で，1.5 Hz くらいのデルタ波が主体で，様々な振幅・周波数のデルタ波が混在する．327（図Ⅱ31）に類似しているが，①デルタ波がやや小ぶりであること，②brush がやや spiky であること，③側頭部から鋭波がみられるようになること，などが異なる．速波成分が極めて多く，brush がほかのどの時期よりも高頻度である．

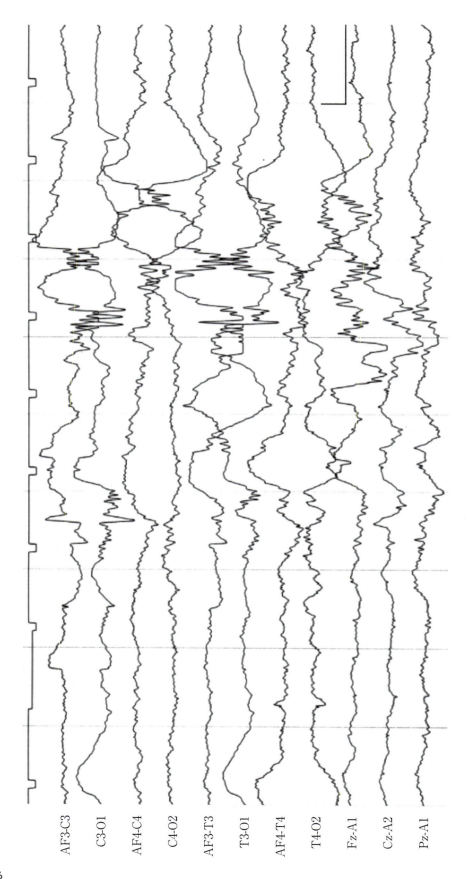

図Ⅱ33 修正36週の非連続性パターン (367)

低振幅部分の持続は10〜30秒と短くなり，高振幅部分の持続は5〜10秒が主である．低振幅部分は平坦な部分もあるが，シータ成分やデルタ成分が単発で出現するだけでなくbrushもみられることがある．高振幅部分は150μV，1.5〜2Hzくらいのデルタ波が主体で，かなり小ぶりな印象になるが，依然として単調な徐波がほとんどである．347（図Ⅱ32）に類似しているが，①デルタ波がさらに小ぶりであること，②brushがspikyであること，③側頭部から鋭波（temporal sharp bursts）が頻発することから全体に不規則な印象がある．速波成分や鋭波が多く，brushも高頻度である．生理的な波形であっても，disorganized patternと似た波形を受けることが多い．

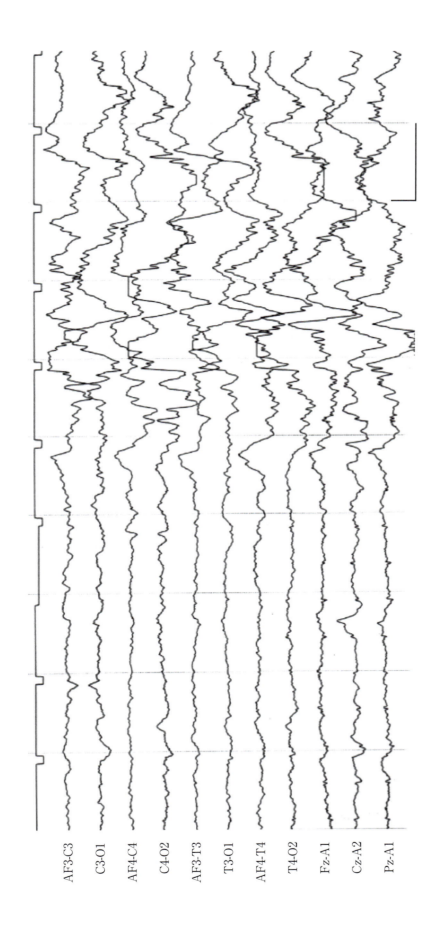

図Ⅱ-34 修正38週の交代性パターン（387）

低振幅部分の持続は 10〜15 秒とさらに短くなり，高振幅部分の持続は 5〜8 秒が主である．低振幅部分は平坦な部分もわずかに残るが，多くには何らかの活動がみられる．高振幅部分は 100〜150 μV，2〜2.5 Hz のデルタ波が主体で，かなり小ぶりになるが，依然として単調な徐波が主である．367（図Ⅱ33）に類似しているが，①デルタ波がさらに小ぶりであること，② brush がさらに小ぶりであること，③側頭部からの鋭波（temporal sharp bursts）が少ないこと，④ 407（図Ⅱ35）ほどではないにせよデルタ波に多型性がみられること，などが異なる．367 と 407 との両者の要素をもち，その移行期といえる．

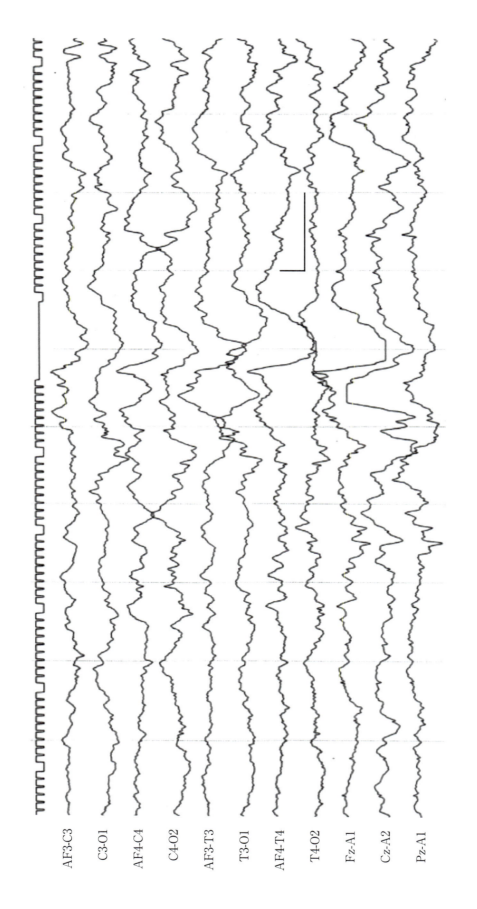

図Ⅱ35 修正40週の交代性パターン (407)

低振幅部分の持続は 5〜10 秒とさらに短くなり、高振幅部分の持続は 5〜8 秒が主である。高振幅部分でも、平坦な部分は startle の後以外はほとんどみられなくなり、必ず何らかの活動を認める。高振幅部分は 80〜120 μV、2〜3 Hz のデルタ波の単調なくり返しが少なく、それぞれの波が時間的・空間的に干渉しあって多型性を形成する。これらのことから、典型的な交代性パターン (TA) となる。TA では、そのはじまりより後半のほうが低振幅部分がいっそう低振幅となり、交代性が明瞭になる。

48

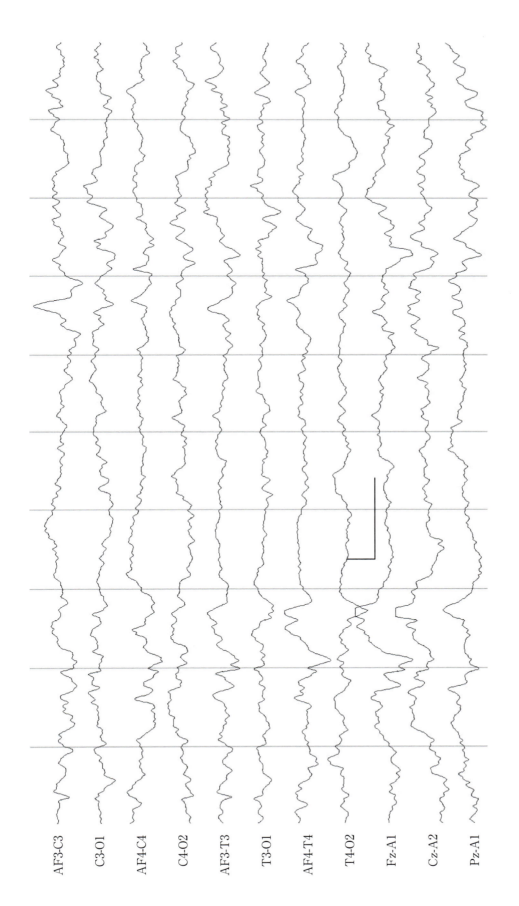

図Ⅱ36 修正 42 週の交代性パターン（427）

低振幅部分の持続は 4〜8 秒とさらに短くなり，高振幅の持続は 5〜8 秒である．低振幅部分にもさらに十分な活動を認めるようになり平坦部分はほとんどないが，startle の後には平坦になることもある．高振幅部分は 80〜150 μV，2〜3 Hz のデルタ波が主で豊富な多型性をもっており，シータ波は 40 週よりもやや不明瞭である．みを増し，振幅も高くなる．交代性パターン（TA）といっても交代性が 40 週よりもやや不明瞭である．

49

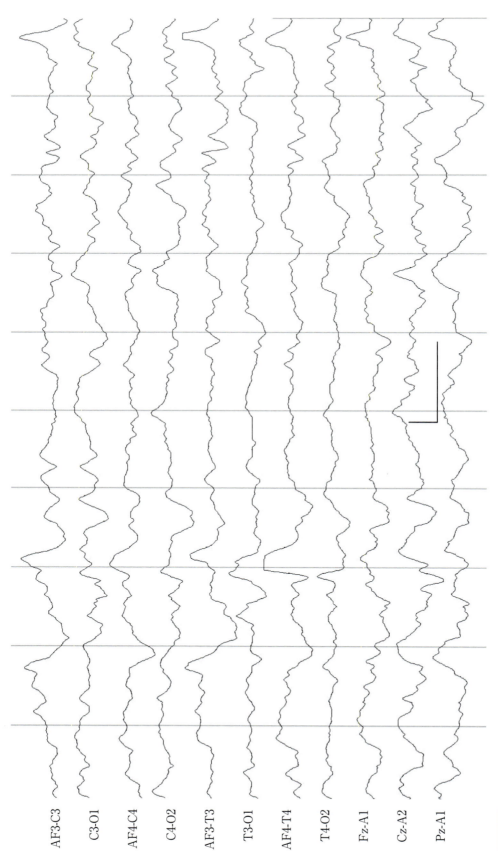

図Ⅱ37 修正44週の交代性パターン（447）

低振幅部分の持続は3〜5秒とさらに短くなり、しかも活動が高まって高振幅部分との区別が不明瞭になる。高振幅部分の持続は5〜8秒が主だが、407（図Ⅱ35）に比べると徐波はむしろ大きめの印象になる。高振幅部分は60〜150μV、2〜3Hzのデルタ波が主で、同じような波形の単調なくり返しが少なく、それぞれの波が時間的・空間的に干渉しあって、多型的に明らかである。この時期を過ぎると交代性パターン（TA）はみられなくなり、乳児期早期の深睡眠でみられる高振幅徐波へ移行していく。

II 正常脳波

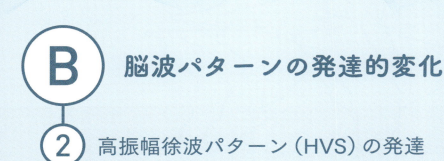

B 脳波パターンの発達的変化

② 高振幅徐波パターン（HVS）の発達

　次に，高振幅徐波パターン（high voltage slow：HVS）について，修正齢ごとに発達的変化をみていく．くり返し述べるが，HVSは本来，静睡眠（QS）で出現するものを指し，脳波コードでは「5」のパターンとなる．しかし，早産期ではHVSが連続的に出現するのは動睡眠（AS）であり，脳波コードでは「3」のパターンとなる．出現する睡眠段階が移行するだけで，脳波パターンとしてのHVSは「3」から「5」に連続的に移行する，同質のものと考えられている．乳児期以降の深睡眠時に出現する脳波は，このパターンの発展型ともいえる．このパターンの特徴は，基本的には「7」の高振幅部分と同じである．

＊「I 総論　C 睡眠段階と脳波パターン」（p.7）参照

（加藤　徹・早川文雄）

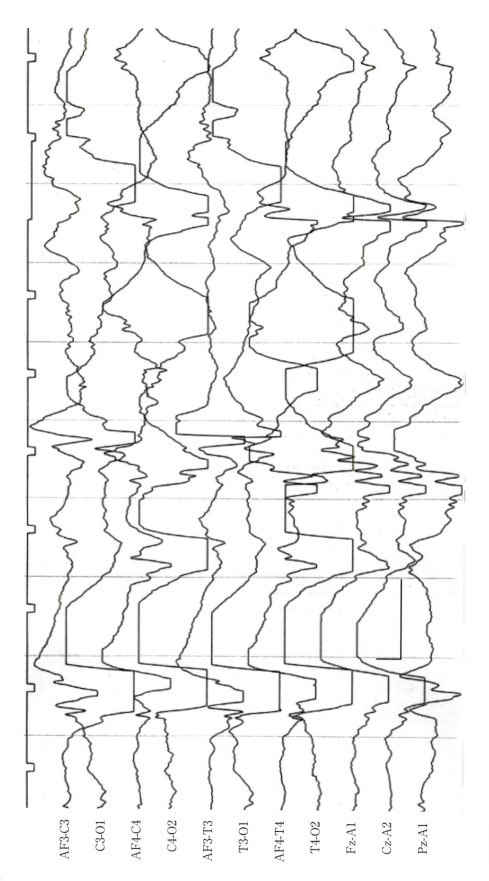

図II 38 修正 26 週の高振幅徐波パターン (263)

一般に持続が短く、20〜30秒程度しか続かない。しかし、このパターンが多く観察できれば、脳活動の抑制は少ないと判断できる。主成分は 300 μV 以上の極めて高振幅、かつ周波数も 1 Hz 未満と著しく遅いデルタ波で、それに前頭部 (frontal sharp bursts) や後頭部 (occipital sharp bursts) から出現する高振幅の transients がみられる。一方、high amplitude theta や brush はほとんどみられず、なまった印象がある。このパターンを認めたら、極めて未熟な発達段階であると判断できる。

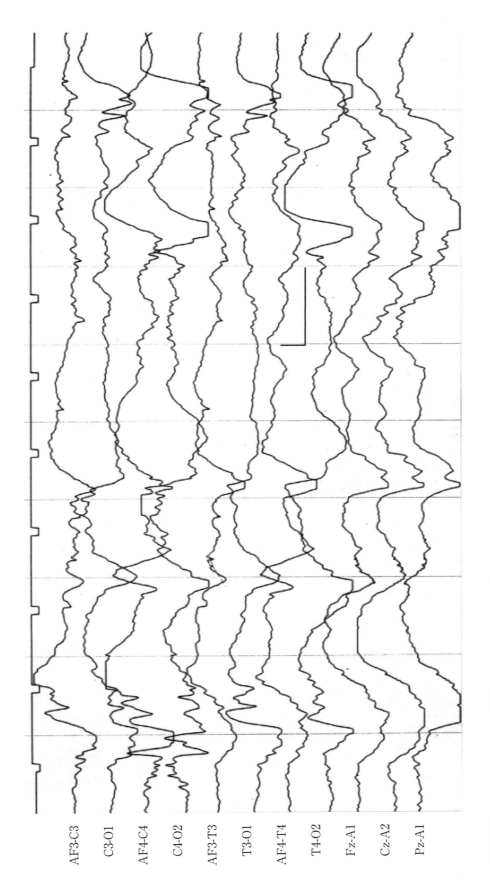

図Ⅱ39 修正 28 週の高振幅徐波パターン (283)

主成分である徐波は 300 μV 以上の高振幅で、周波数も 1 Hz 未満と著しく遅いデルタ波と、300 μV、1 Hz くらいのデルタ波が混ざって出現する。まだ frontal sharp bursts や occipital sharp bursts もみられるが、一般に、特徴的なのは側頭部からの高振幅で先鋭な transients (high amplitude theta) である。速波成分はまだ少ないが、brush がみられる。263 (図Ⅱ38) と比べれば 283 の持続はかなり長いが、連続性パターンと非連続性パターンが短時間の間に入れ替わることも一般的にみられ、sleep organization の未熟さが推測される。

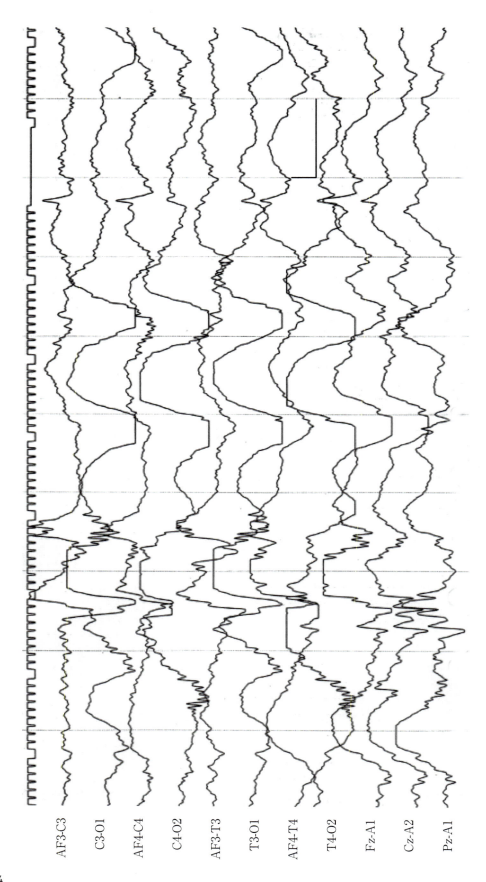

図Ⅱ40 修正30週の高振幅徐波パターン（303）

活動の主体は，300 μV，1 Hz のデルタ波で，この修正齢の前後にみられる様々な周波数のデルタ波が混在する．frontal sharp bursts や occipital sharp bursts は少なく，一般的に修正30週に特徴的な側頭部からの rhythmic temporal theta が1秒程度続けて出現する．高振幅で先鋭な high amplitude theta に比べて，rhythmic temporal theta は両極性の律動的な波形で丸みがあり，振幅も 100 μV 以下である．一般に，前者が多ければ28週，後者が多ければ30週と読むことができる．速波成分が全体に多くみられるようになり，特に brush が目立つ．

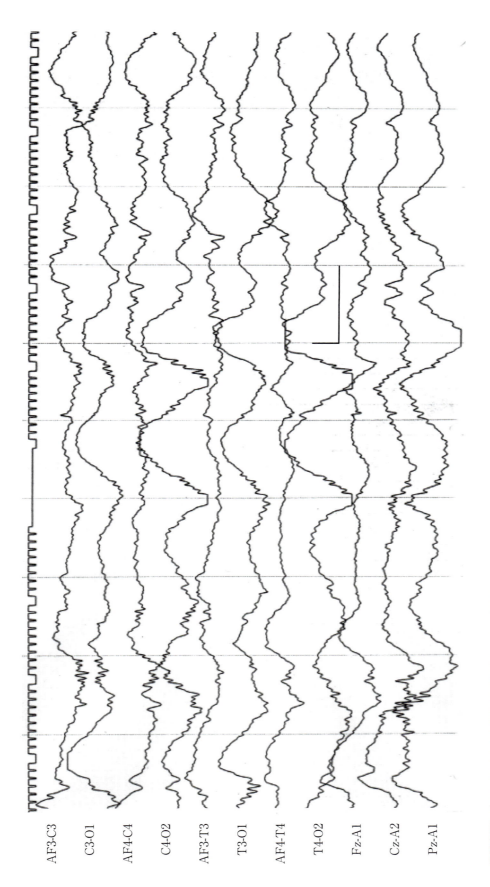

図Ⅱ41 **修正 32 週の高振幅徐波パターン (323)**

活動の主体は，250 μV，1 Hz のデルタ波で，それに加えて様々な周波数のデルタ波が混在する．修正 32 週の特徴的な所見として，後頭部からのデルタ波が目立つことがあげられる．特に，後頭部から連続的にデルタ波が出現するパターンは，修正 32 週の前後 4 週にしかみられない．側頭部からの rhythmic temporal theta は少なくなる一方，全体的に速波成分が多くなり，特に brush が著しく高頻度に出現する．シータ波が少なく，比較的単一な波形の徐波と豊富な brush が主体のパターンであるため，整った印象である．

55

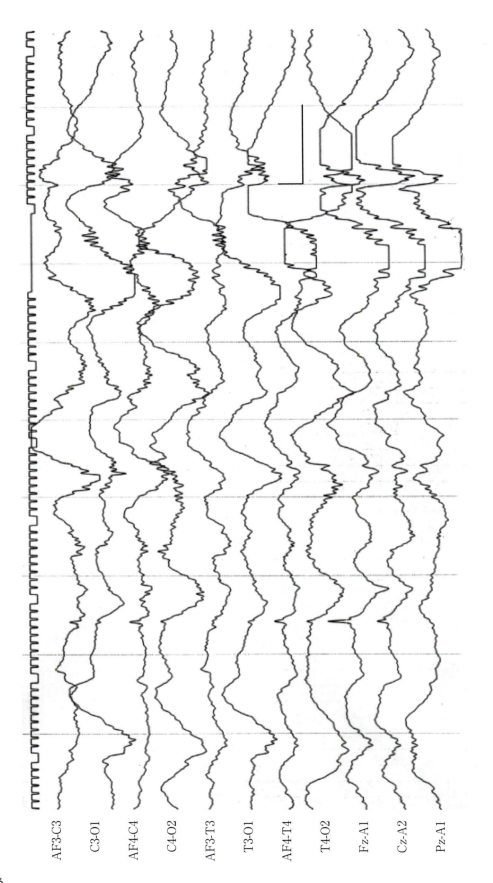

図Ⅱ42 修正34週の高振幅徐波パターン (343)

活動の主体は、200 μV、1.5 Hz のデルタ波で、それに加えて様々な周波数のデルタ波が混在する。323（図Ⅱ41）に類似しているが、デルタ波が少しい小ぶりになる。この時期の最も大きな特徴は、速波成分が著しく豊富で、brush がどの時期よりも高頻度に出現することである。また、brush は高振幅となって目立ち、やや spiky にみえる。

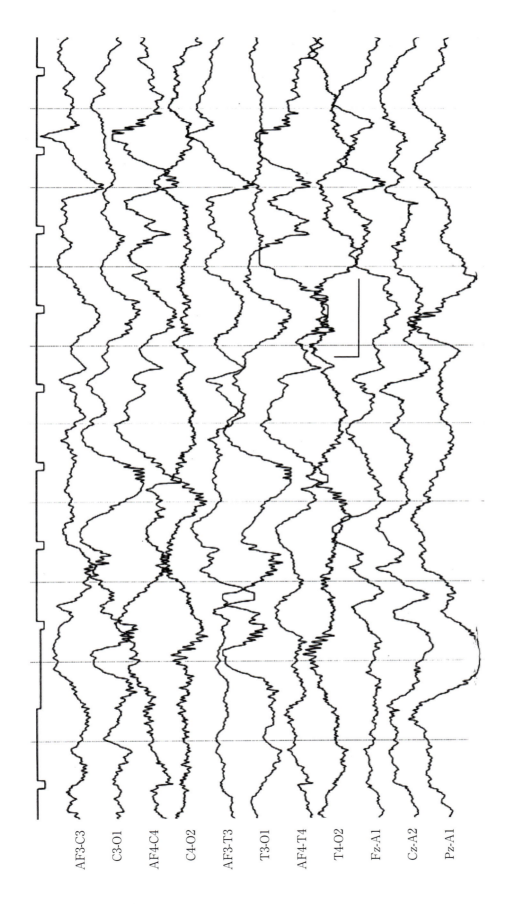

図Ⅱ43 修正36週の高振幅徐波パターン (363)

活動の主体は, 150 μV, 1.5〜2 Hz のデルタ波で, 比較的小ぶりになるが, 依然として単調な印象である。①デルタ波が少し小ぶりなこと, ②brush が高振幅でより spiky なこと, ③側頭部からの鋭波が多く出現すること, などから, 全体に不規則な印象を受ける。347 (図Ⅱ32) に類似するが, 速波成分や鋭波が豊富で, brush もまだ多く出現する。生理的な波形であるにもかかわらず, 全体的によく似た印象を受ける。この頃から, 成熟児に特徴的な transients である frontal slow bursts, frontal sharp transients や temporal sharp transients が出現しはじめる。

57

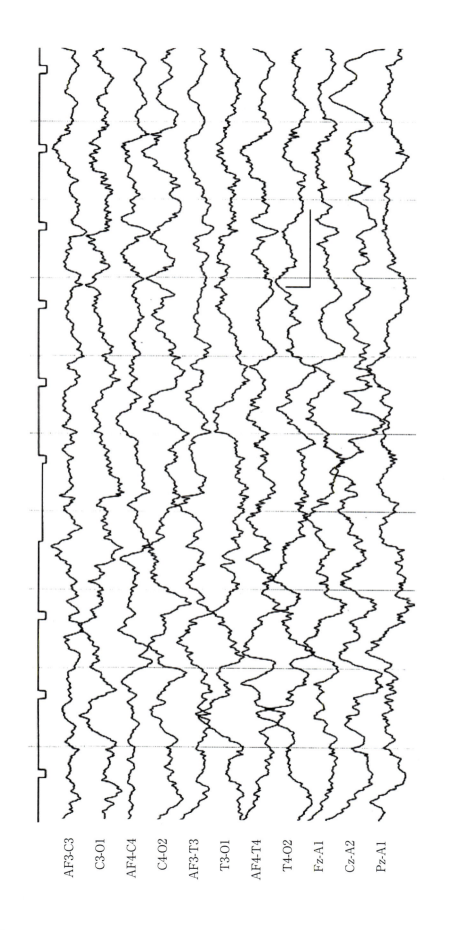

図Ⅱ44 修正38週の高振幅徐波パターン (385)

修正38週を過ぎると、383は動睡眠のパターンであり、高振幅徐波パターン (HVS) である385は静睡眠で認めるようになる。すなわち、385は383から睡眠が深くなり387へ移行する前にみられるパターンである。活動の主体は、100〜150 μV、2〜2.5 Hzのデルタ波で、かなり小ぶりになるが、依然として単調な徐波が主である。363 (図Ⅱ43) に類似するが、①デルタ波が小ぶりなこと、②brush様が少なくなるが、③側頭部からの鋭波が減少すること、④405 (図Ⅱ45) ほどではないがデルタ波の多型性が出現すること、などの変化がみられる。363と405との両者の要素をもつ移行型といえる。

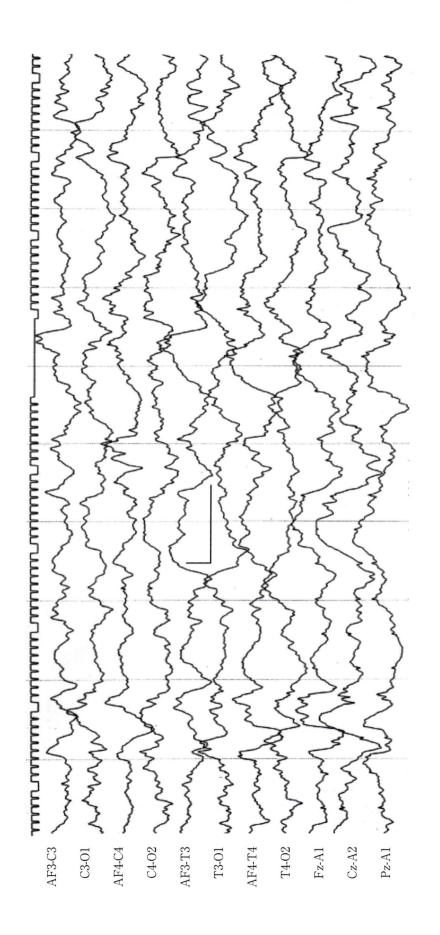

図II 45　修正40週の高振幅徐波パターン（405）

交代性パターン（TA）と並んで，正期産期の最も典型的な脳波パターンである．twitch をくり返しながら徐々に睡眠が深くなり，403（図II 61）から静睡眠へ入っていく段階でみられるパターンである．また，405 と 407（図II 35）とを交互にくり返しながら，徐々に完全な 407 に移行することもしばしばみられる．活動の主体は，80〜120 μV，2〜3 Hz のデルタ波で，同一波形のくり返しは少なく，それぞれの波が時間的・空間的に干渉しあって多型性を形成する．成熟の証としてこのパターンは重要であり，正期産期でこのパターンを認めれば，おおむね大きな問題がないといえるパターンである．

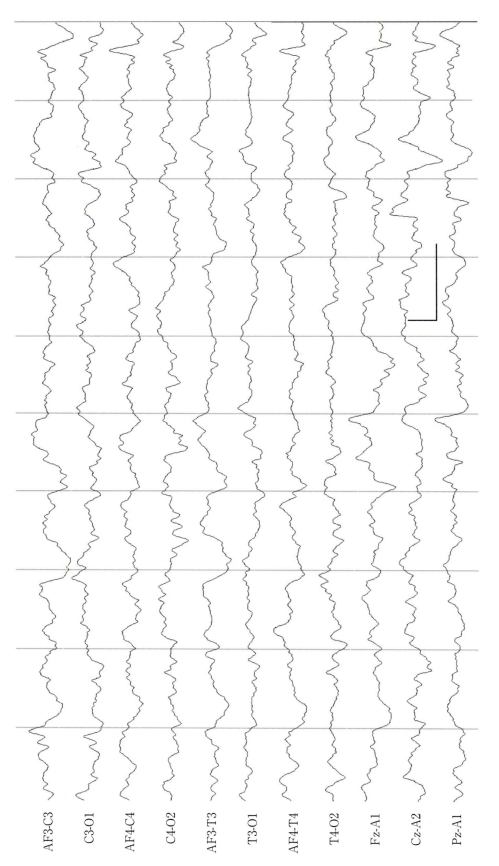

図Ⅱ46 修正42週の高振幅除波パターン (425)

修正40週を過ぎると、いままで述べてきた脳成熟に伴う発達的変化の原則に従わない変化が現れる。すなわち、42週では40週に比べてデルタ波がむしろ高振幅 (80～120 μV) で周波数が遅くなり (2～2.5 Hz)、形態も丸みを帯びてくる。これは、40週まではデルタ波が小さくなることが成熟の現れであったことと逆になる。多型性はさらに増して単調な除波はほとんどみられない。また、アルファ成分やシータ成分は40週より少なくなり、全体に滑らかな印象となる。

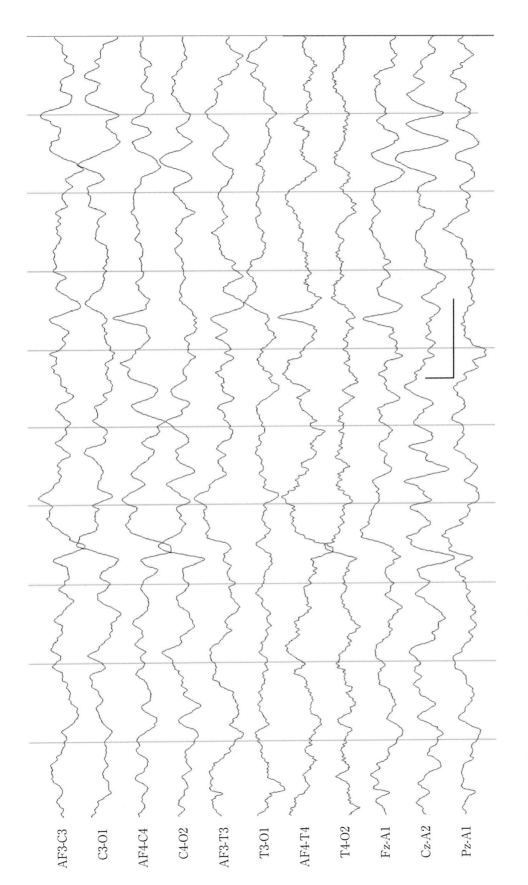

図Ⅱ47　修正 44 週の高振幅徐波パターン（445）

修正 44 週では，さらにアルファ成分やシータ成分が減少し，徐波主体の全体的にゆるやかな背景活動となる．60〜150 μV，2〜3 Hz のデルタ波が主で，それぞれの波が時間的・空間的に複雑に干渉しあって豊富な多型性を有し，乳児の徐波睡眠時の波形に近づいていく．

交代性脳波と非連続脳波

　修正 22 〜 23 週の早産児では，状態のいかんにかかわらず脳波は非連続的，間歇的である．このことはほかの動物でも同様であり，個体発生の初期において脳波活動は間歇的である．

　例えばヒヨコでは，孵化 13 〜 15 日以前には自発脳波はみられないが，この頃になると数秒の平坦部分をはさんで低振幅，低周波数の活動がみられるようになり，ついで周波数と振幅が増し，平坦部分の持続時間が短縮する．また，この脳波活動の部分には，delta brush とよばれる高振幅徐波に伴った紡錘波状速波がみられるが，これもほかの哺乳動物でもみられる．ネコでは，はじめは視床でのみ紡錘波状速波がみられ，次いでときどき皮質にもみられるようになり，最終的には視床と皮質で同時にみられるようになる．早産児においては，修正 32 〜 33 週で最も多くみられ，40 週ではほとんど消失する．ヒツジにおいては，胎齢 60 日頃はじめて出現し，次第に多くなり，胎齢 60 日頃脳波が連続的，多型的になると消失するといい，ヒトとこれら動物における脳波発生は類似している．

　ヒツジにおいて，この活動が出現する時期は，ちょうど視床からの求心線維が皮質に到達する時期に一致していること，求心性刺激に対する皮質誘発反応がすでにみられることなどから，Bernhard らは視床におけるペースメーカーを仮定しているが，非連続脳波と交代性脳波の高振幅群発部分の出現間隔の最頻値が 10 秒前後と一定であることも，このことを支持している．また，長い出現間隔のものが減少していくのは，皮質のペースメーカーに対する反応がよくなることを示している．なお，乳児期以後の紡錘波の出現間隔の最頻値も 10 秒前後と一定である．

　われわれは，修正 25 週の早産児の脳波の平坦部分で，光および音に対する大脳誘発電位を記録したが，これはヒトにおいても，一見，電気的活動休止期にみえる部分でも少なくとも非特殊投射系がすでに機能を開始していることを示している．また，皮質脳波発生前でも皮質下線維ですでに電気的活動があるという事実があり，この時期の間歇的脳波の発現機序として，皮質下，おそらく視床に起源があり，これに網様体−視床−皮質経路および皮質の未熟性が関与していると推察される．

（渡邊一功）

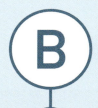

B 脳波パターンの発達的変化

③ 低振幅不規則パターン（LVI）の発達

　次に，低振幅不規則パターン（low voltage irregular：LVI）について，修正齢ごとに発達的変化をみていく．LVI，すなわち「2」のパターンは，動睡眠の代表的かつ最も多くの割合を占めるパターンである．このパターンを記録するのは容易だが，脳波活動が最も少なく振幅も低いため，このパターンから得られる情報は少ない．

＊「Ⅰ 総論　C 睡眠段階と脳波パターン」（p.7）参照

（加藤　徹・早川文雄）

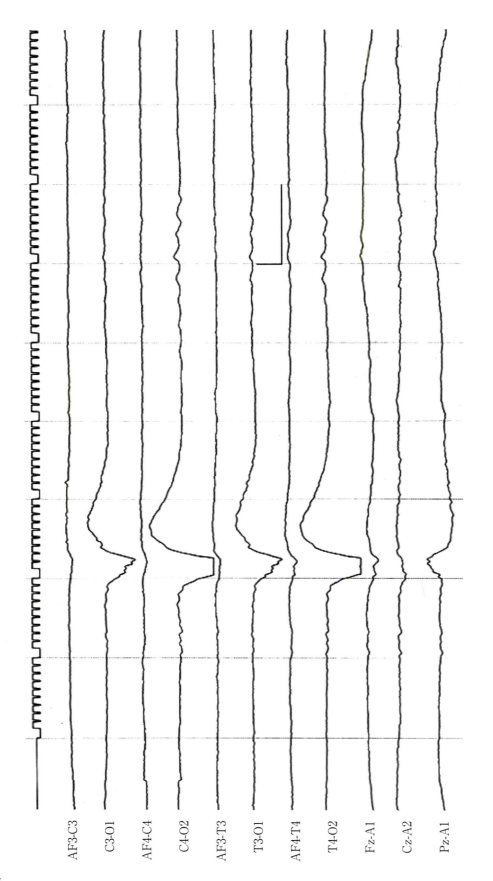

図Ⅱ48 修正26週の低振幅不規則パターン（262）

ほとんど平坦に近く、間歇的に徐波や鋭波が出現するのみのパターンである。frontal sharp burstsやoccipital sharp burstsが単独で出現することもあるが、多くは単発の徐波が限局性に出現する。基線の平坦さが目立つが、これは活動低下ではなく生理的な低振幅不規則パターン（LVI）の特徴であると解釈できると解釈することが重要である。

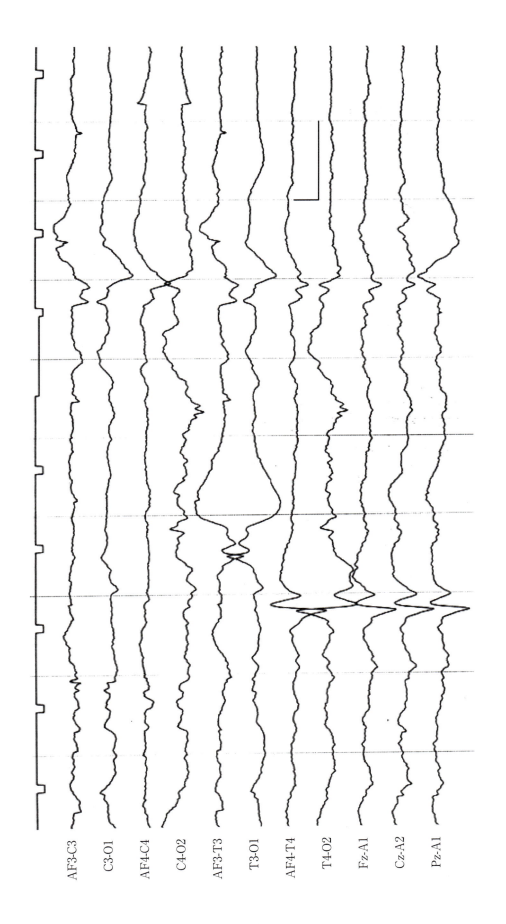

図Ⅱ49 修正 28 週の低振幅不規則パターン（282）

ほとんど平坦に近く，間歇的に徐波や鋭波や徐波のみのパターンだが挿入される活動が増える．frontal sharp bursts や occipital sharp bursts が単独で出現することもあるが，多くは単発の徐波が限局性に出現したり，それに high amplitude theta が先行したりする．基線の平坦さが目立つが，262 (図Ⅱ48) よりその持続は短い．

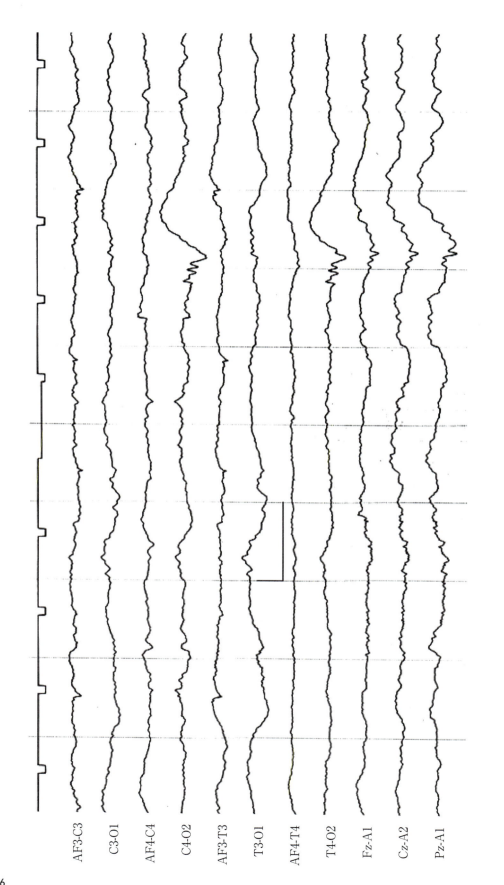

図Ⅱ50 修正30週の低振幅不規則パターン (302)

低振幅で不規則な活動を伴う基線に、間歇的な徐波や鋭波が出現するだけのパターンだが、282 (図Ⅱ49) よりも挿入される活動は増加する。high amplitude theta を伴う徐波は少なく、rhythmic temporal theta を認めることがある。brush が認められるようになり、基線が平坦であることはほとんどない。

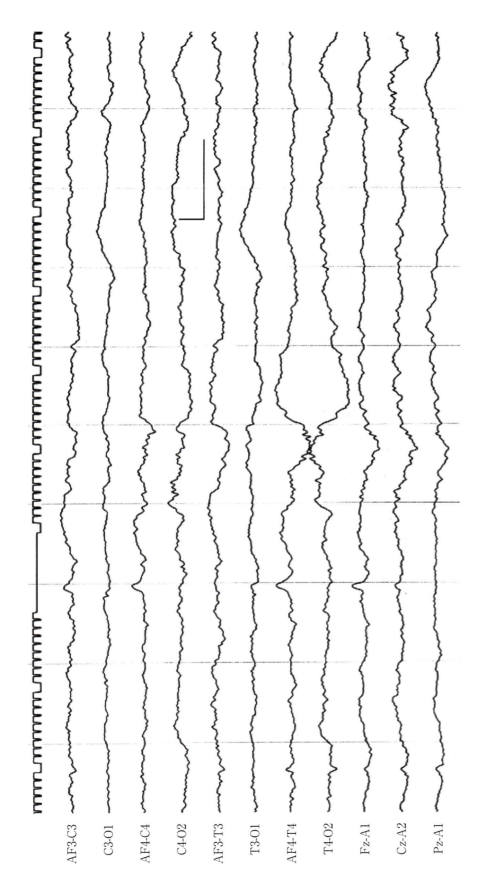

図Ⅱ51 修正32週の低振幅不規則パターン（322）

低振幅で不規則な活動を伴う基線に、間歇的な徐波や鋭波が出現するパターンだが、302（図Ⅱ50）よりも重畳する。あるいは挿入される脳波活動は増加する。rhythmic temporal thetaはほとんどなく、brushを伴うデルタ波（delta brush）が認められるようになり、基線が平坦でほとんどなくなる。修正32週のほかのパターンと同様に、この修正齢の特徴として鋭波やシータ波がみられ、後頭部にみられ、brushが高頻度にみられ、後頭部から低振幅ながら比較的落ち着いた印象を受ける。徐波が連続して出現することもある。

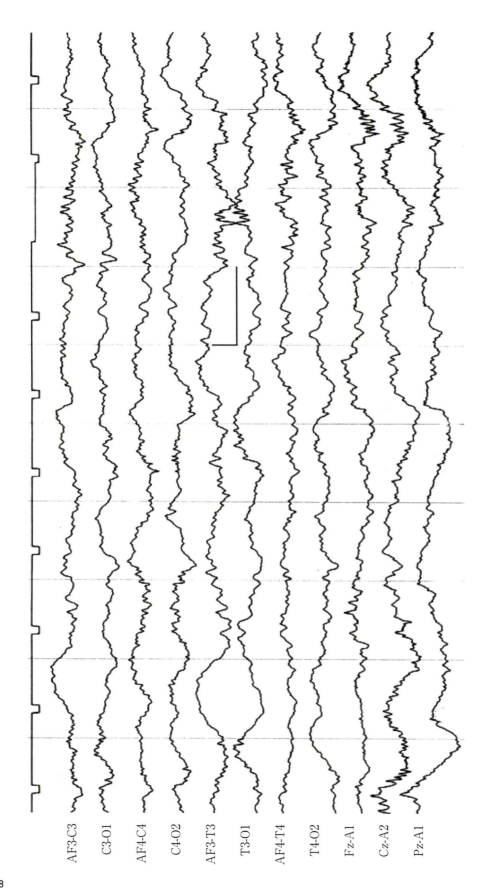

図Ⅱ52 修正34週の低振幅不規則パターン (342)

低振幅で不規則な活動を伴う基線に、間欠的な徐波や鋭波が出現するパターンだが、修正322（図Ⅱ51）よりも重量する、あるいは挿入される脳波活動は増加する。rhythmic temporal theta はみられず、鋭波やシータ波は高頻度に認められる。一方、鋭波やシャープ波を受ける。比較的落ち着いた印象を受ける。後頭部から低振幅なが、brush が高頻度に認められる。一方、鋭波やシャープ波ら徐波が連続して出現することもある。

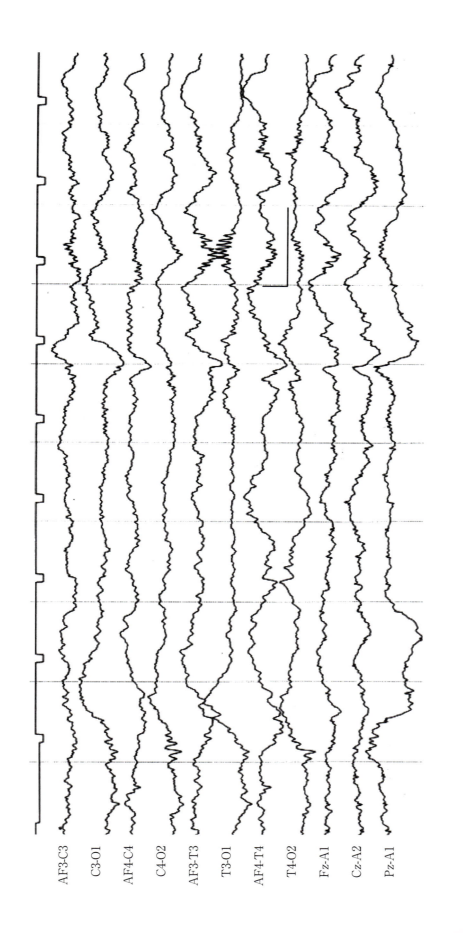

図II 53 修正 36 週の低振幅不規則パターン (362)

低振幅で不規則な活動を伴う基礎に，間歇的な鋭波や徐波が出現するパターンである．低振幅不規則活動はほぼ連続的であり，平坦部分は例外的にしか認めない．brush が高頻度に認められるが，同時に temporal sharp bursts も出現する．低振幅かつ尖鋭で不規則なのが特徴的である．

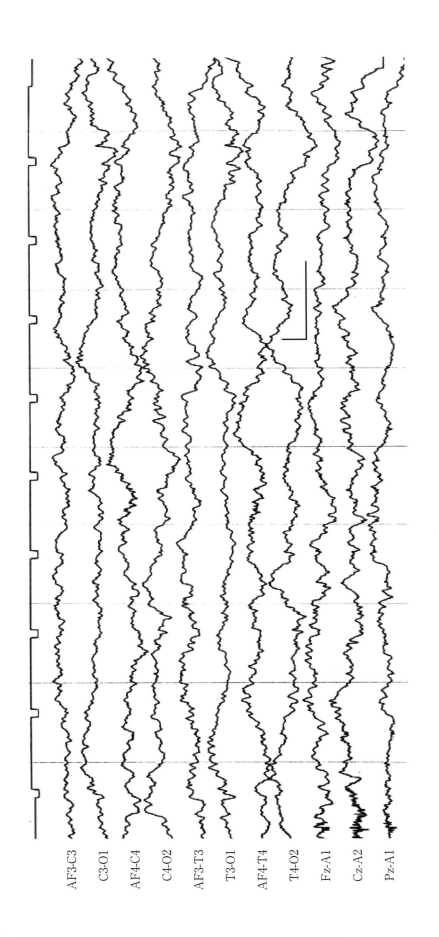

図Ⅱ54 修正38週の低振幅不規則パターン (382)

低振幅で不規則な活動を伴い、基線をトレースできるパターンである。低振幅不規則活動は連続的である。brush は少し残っているが、長く不規則な brush は認めない。temporal sharp bursts も少ない。基線に重畳する半律動的低振幅波形の周波数は速く、大半は 8〜14 Hz である。全体に重畳する速波 (superimposing immature fast waves) が目立つ時期である。

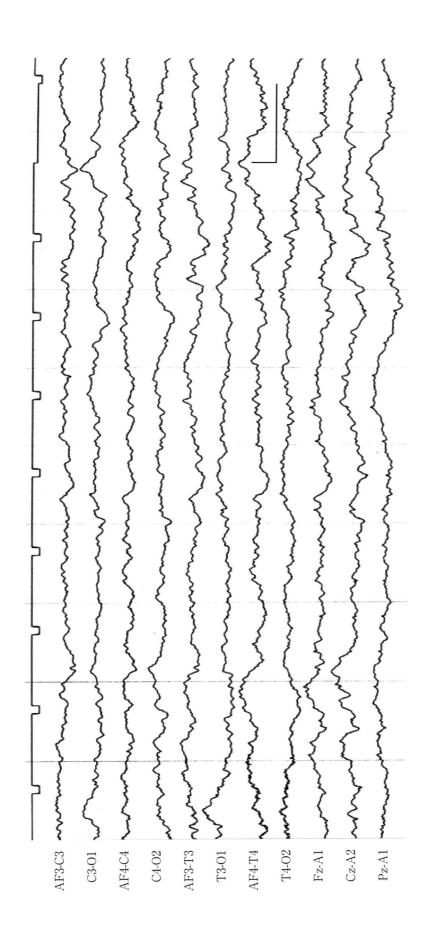

図Ⅱ55 修正40週の低振幅不規則パターン (402)

低振幅で不規則な活動パターンである。低振幅不規則活動は連続的である。brush は認めない。基線に重畳する半律動的低振幅シータ波 (semirhythmic theta activities) の周波数は5〜7 Hzで、382（図Ⅱ54）より遅い。重畳する速波も目立たなくなる。このパターンは入眠して最初の動睡眠では少なく、静睡眠の交代性パターン（TA）の後の動睡眠で多い。年長児のREM睡眠に対応するパターンと推測される。

71

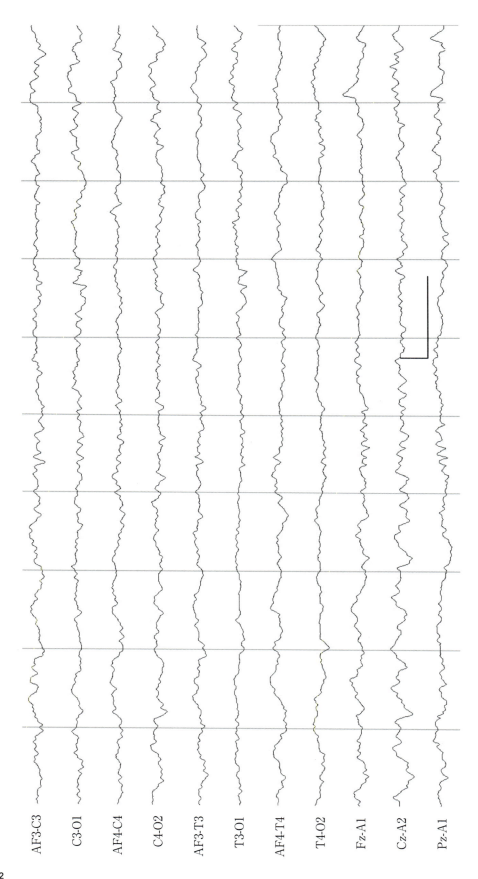

図II 56 修正 42 週の低振幅不規則パターン（422）

低振幅で不規則な活動パターンである．低振幅不規則活動は完全に連続的で，brush は認めない．基線に重畳する半律動的低振幅シータ波の周波数は 4～6 Hz で，402（図II 55）より遅く，重畳する速波は認めない．シータ波の形態もやや丸みを帯び，ゆったりした印象が出てくる．

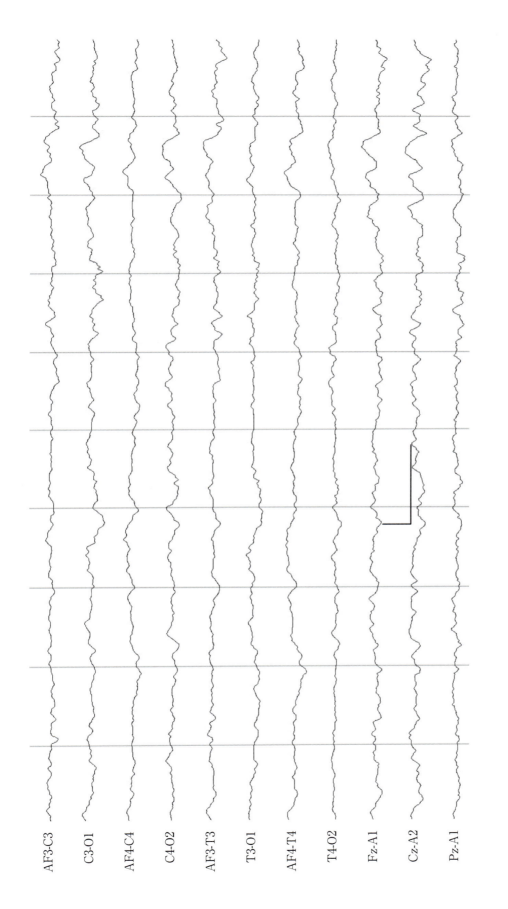

図Ⅱ57 修正44週の低振幅不規則パターン（442）

低振幅で不規則な活動パターンである。低振幅不規則活動は完全に連続的で，brush は認めない。基線に重畳する半律動的低振幅シータ波の周波数は3～4 Hzで，402（図Ⅱ55）よりさらに遅い。重畳する速波も認めない。速波成分がほとんどなく，ゆったりした印象になる。

delta brush の意味するところ

　早産児の脳波に特有な脳波波形に高振幅徐波に紡錘波状速波が重畳して出現する波形（delta brush, spindle delta）がある．lobotomy を受けた患者の皮質脳波には delta brush 様の波形が非連続的にみられることから，この波形は皮質に内在する波形と考えられる．新生ラット感覚野では，紡錘波状速波が自発活動としてみられるが，感覚入力によっても体性局在にしたがって誘発される．ヒトの早産児でも自発性の delta brush に加えて，四肢の動きに反応してその局在に相当する部位に delta brush が出現する．新生ラットでは自発性 brush に加え，足の触覚刺激で大きな徐波に重畳する delta brush が誘発される．さらに新生ラットの体性感覚野で紡錘波状速波活動の生成には subplate が必要であることが確認された．またヒト胎児脳スライス標本の subplate ニューロンは，早産児の非連続脳波に類似した，長い沈黙期をはさんだ自発性電気活動を示すことが示された．これらのことから早産児の脳波の多くは subplate の生理的機能を反映していると考えられる．delta brush は，subplate 起源の自発性内在性活動であり，求心性刺激によっても誘発され，皮質の発達に重要な役割を果たしていると考えられる．ヒト胎児では，子宮内にあって外界からの感覚入力は限られている．動睡眠における胎児の体動からの固有感覚入力が体性感覚野を刺激し，胎生期における体性感覚皮質の発達に重要な役割を果たしていると考えられるが，同様な機序はほかの感覚系にも働いている．ラットで，網膜に生じた自発的活動が視床を経由して視覚皮質に達する時期に一致して後頭部に脳波活動が出現することもこれを示唆している．大脳皮質の発達には，末梢からの求心性入力が必要である．動睡眠の脳波から連続的になるのは，動睡眠にみられる皮質下起源の体動，眼球運動などからの求心性刺激が，大脳皮質の発達を促進させるからといえる．胎児の自発的体動からの感覚入力が体性感覚野を刺激し，脊髄および脳における感覚運動統合に積極的に関与し，体性局在の発達を促進する．すなわち，活動依存的に筋と体性感覚野を結合し，皮質内結合の発達と精細化に関与すると考えられる．

（渡邊一功）

II 正常脳波

B 脳波パターンの発達的変化

4 混合パターン（M）の発達と高振幅徐波パターンとの相違

　混合パターン（mixed pattern：M）は正期産期の動睡眠のパターンであり，「3」のコードに対応する．

　Mは，一般的に低振幅不規則パターン（LVI）に間歇的に高振幅徐波パターン（HVS）と同様の波形が挿入される所見を呈する．正期産期において混合パターン「3」と高振幅徐波パターン「5」との区別が脳波判読を習得するうえで極めて重要で，最初の難関のひとつである．「3」と「5」の最も大きな違いは，基線をトレースできるかどうかである（図II 58）．すなわち，「3」では基線をトレースすることができるが，「5」では基線はトレースできない．この違いを理解しやすくするため，同じ修正齢の「3」のパターンと「5」のパターンとを並べて呈示する．一方，早産児ではMとHVSとは区別せず，ともに「3」のコードで記載する．

＊「I 総論　C 睡眠段階と脳波パターン」（p.7）参照

（加藤　徹・早川文雄）

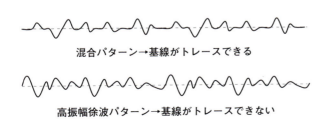

上段の混合パターンでは，脳波（実線）は完全には連続して出現せず，短い休止部分をはさんでいる．したがって，破線のように基線をトレースすることができる．一方，下段の高振幅徐波パターンでは，脳波（実線）は連続して出現し，休止する部分はない．したがって，上段のような基線のトレースはできない．破線は基線ではなく，波形の中点をトレースしているにすぎない

図II 58　混合パターンと高振幅徐波パターンとの相違

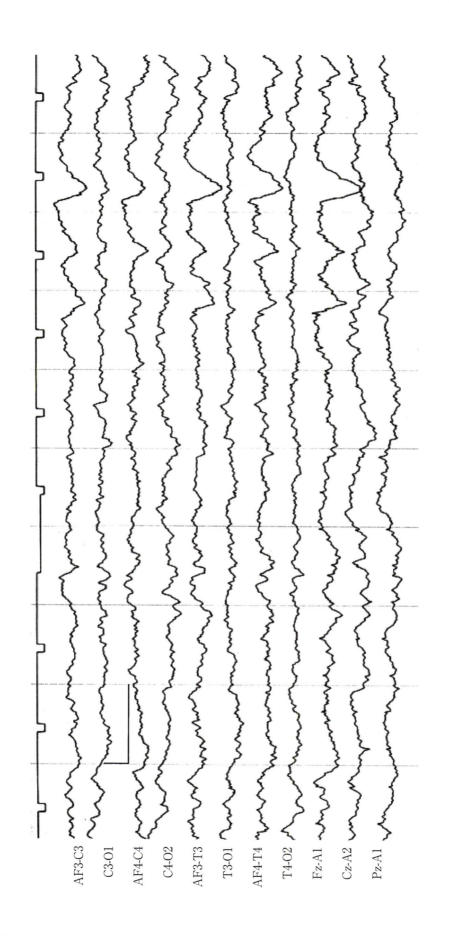

図Ⅱ59 修正38週の混合パターン (383)

低振幅で不規則な活動の連続を主体とする「2」のパターン（低振幅不規則パターン）に、間歇的な徐波や鋭波が出現するパターンである。基線をトレースできる低振幅不規則活動にdelta brush, frontal slow bursts, frontal sharp transients, temporal sharp transientsなどが出現する。brushはまだ残存し、全体に重畳する速波が豊富なのもこのパターンの特徴である。

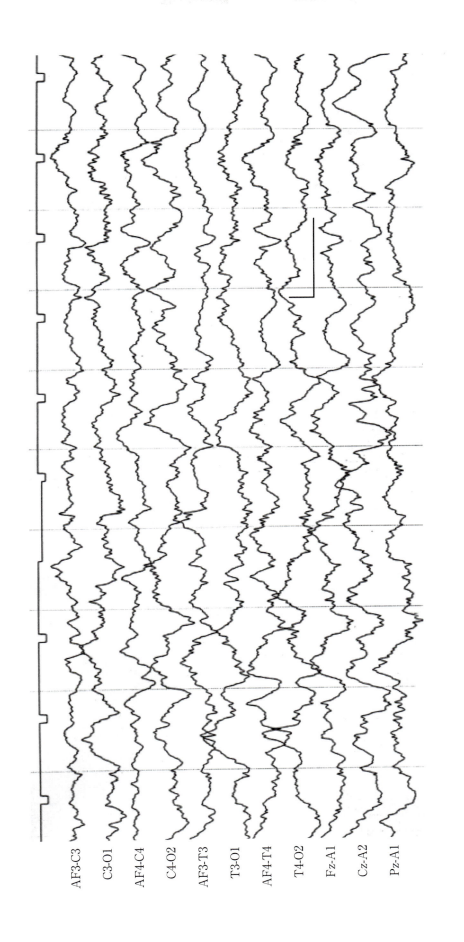

図Ⅱ60　修正 38 週の高振幅徐波パターン（385）

活動の主体は，100〜150 μV，2〜2.5 Hz のデルタ波である。単調な徐波が主であるが，405 ほどではないにせよデルタ波の多型性が認められる。383（図Ⅱ59）と 385 の最も重要な違いは，383 では基線をトレースできるのに対し，385 では脳波活動が連続して出現するため，基線をトレースできない点である。

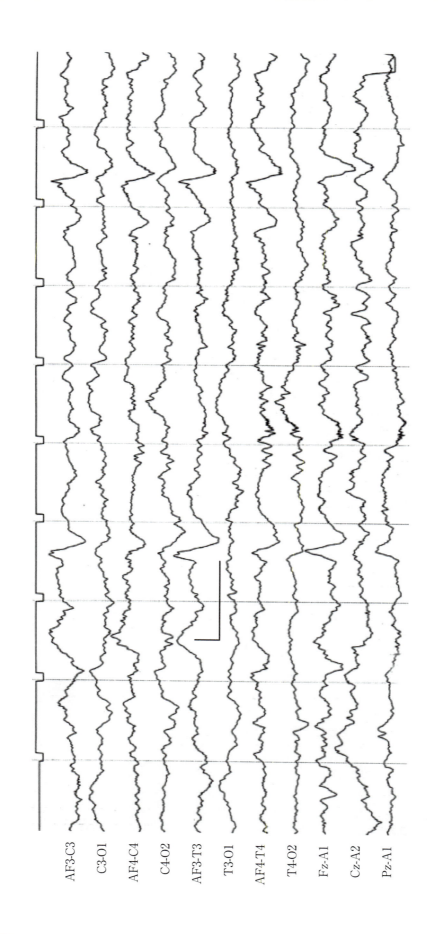

図II 61 修正40週の混合パターン (403)

402（図II 55）のパターンに, frontal slow bursts, frontal sharp transients, temporal sharp transients などの transients が挿入されるパターンで, 入眠期のはじめにみられる. この時期には, Fz/Cz theta/alpha bursts といった正中中部の transients がよく出現する. 間歇的に出現する徐波が徐々に連続的になっていき, 静睡眠の 405（図II 62）へ移行する.

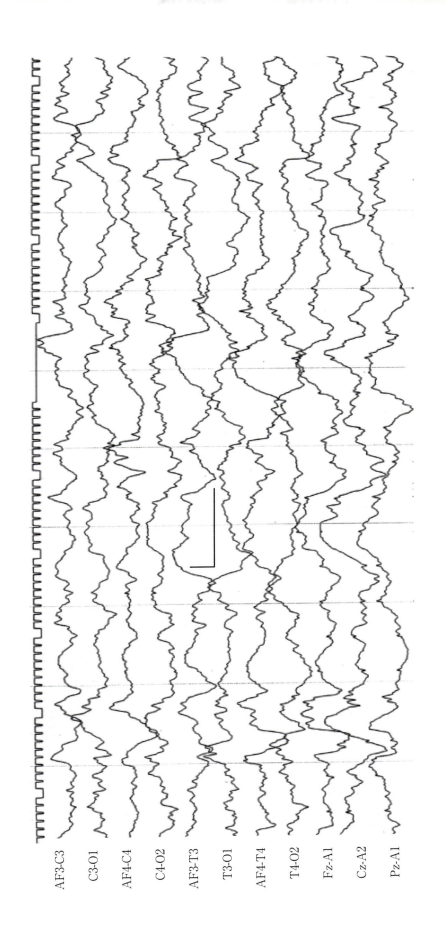

図II 62 修正40週の高振幅徐波パターン (405)

活動の主体は、80〜120 μV、2〜3 Hzのデルタ波で、同一波形のくり返しは少なく、多型性が明らかである。403 (図II 61) と405の最も重要な違いは、403では基線がトレースできるのに対し、405では脳波活動が連続して出現するため、基線がトレースできない点である。

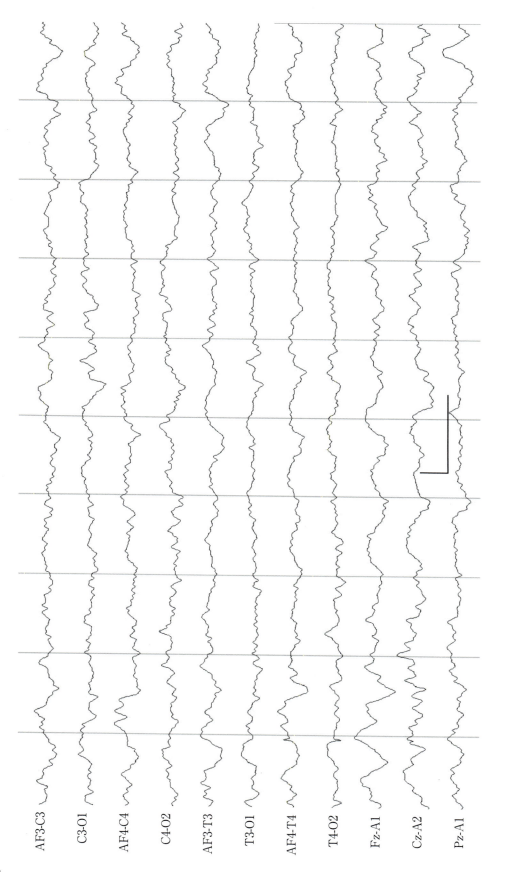

図Ⅱ63 修正42週の混合パターン (423)

422を基調として、多型性に富むデルタ波やfrontal slow bursts, frontal sharp transientsなどのtransientsが挿入されるパターンだが、transientsの出現頻度は40週に比べて減ってくる。正中部のtransientsも少なくなってくる。間歇的に出現する徐波がだんだん連続的になっていき、静睡眠の425（図Ⅱ64）へ移行する。

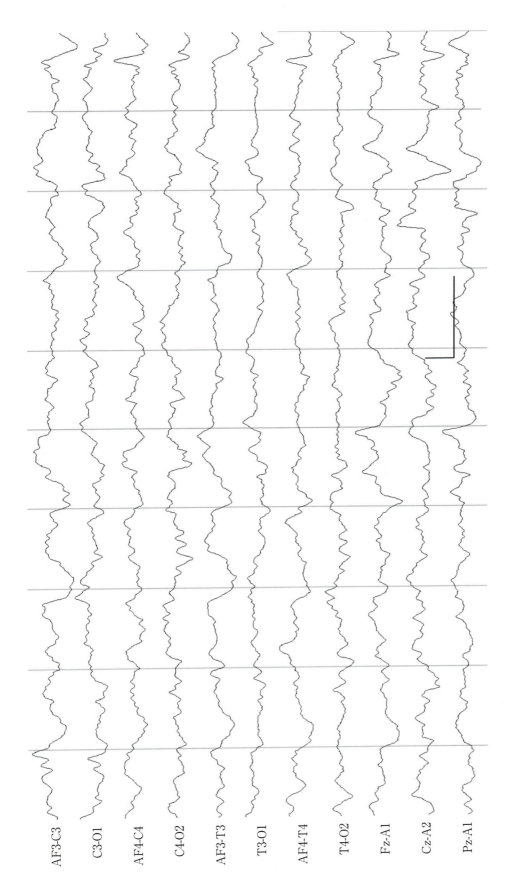

図II64 **修正 42 週の高振幅徐波パターン（425）**

修正 42 週では，40 週に比べてデルタ波がむしろ高振幅（80〜120 μV）で，周波数も遅くなり（2〜2.5 Hz），形態も丸みを帯びてくる．多型性はさらに増して，単調な徐波はほとんどみられない．また，アルファ成分やシータ成分は 40 週より少なくなり，全体に滑らかな印象となる．423（図II63）と 425 の最も重要な違いは，423 では基線がトレースできるのに対し，425 では脳波活動が連続して出現するため，基線がトレースできない点である．

81

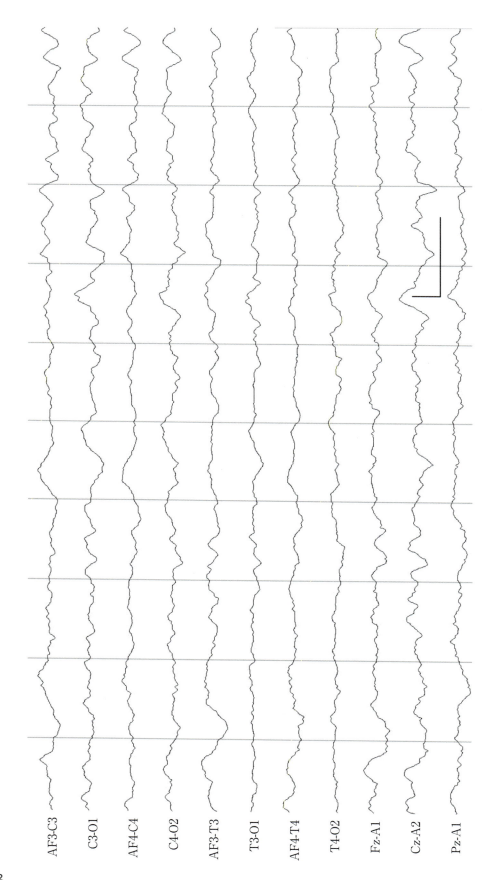

図Ⅱ65　修正44週の混合パターン (443)

442（図Ⅱ57）を基調として多型性に富む徐波が挿入されるパターンで，frontal slow bursts，frontal sharp transients などの transients はまれになる．間歇的に出現する徐波がだんだん連続的になっていき，静睡眠の 425（図Ⅱ64）へ移行する．

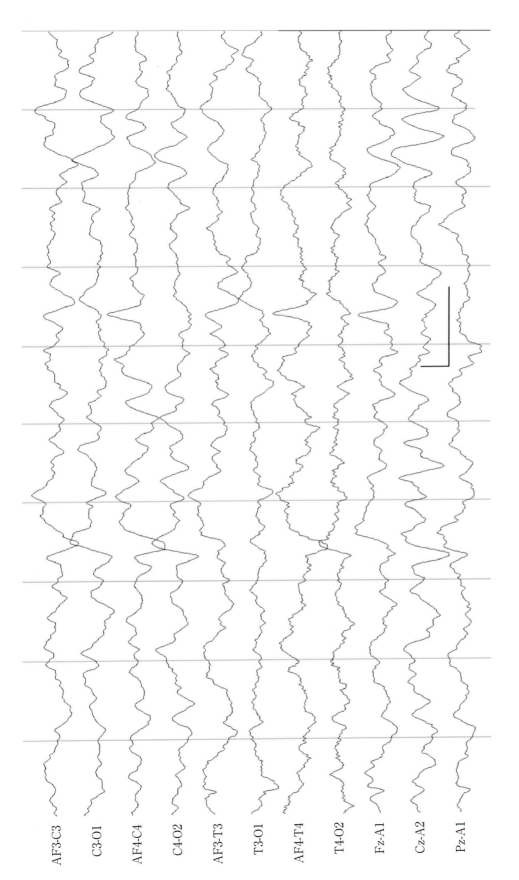

●図Ⅱ66 **修正44週の高振幅徐波パターン（445）**

修正44週では、さらにアルファ成分やシータ成分は減少し、徐波主体の全体的にゆるやかな背景活動となる。60～150 μV、2～3 Hzのデルタ波が主で、それぞれの波が時間的・空間的に複雑に干渉しあって豊富な多型性を有し、乳児の徐波睡眠時の波形に近づいていく。443（図Ⅱ65）と445の最も重要な違いは、443では基線がトレースできるのに対し、445では脳波活動が連続して出現するため基線がトレースできない点である。

徐波睡眠の発達

　修正36週頃から，静睡眠において交代性脳波以外に高振幅徐波パターン（5）が出現し次第に増加し，修正44〜46週には交代性脳波にかわりこれが静睡眠の脳波になる．

　徐波睡眠では2種類の徐波がある．slow oscillation（<1 Hz）（SO）は，皮質ニューロン固有の活動である．皮質－皮質結合は，皮質の広い領域でSOを同期化するのに必要である．同期化したSOが，皮質視床路を経て視床に投射され，視床のdelta（1〜4 Hz）oscillationを同期化し，これが皮質に投射され，頭皮上脳波の徐波delta waveとなる．徐波睡眠の発現には皮質－皮質結合が必要で，皮質－皮質結合が発達した鳥，哺乳類で徐波睡眠がみられるが，乏しい爬虫類では徐波睡眠がみられない．

　新生児においては性質の異なる2種類の徐波がみられる．delta brushは，単調な，形態の一定した超高振幅超低周波数徐波（0.3〜1 Hz）で，徐波睡眠の徐波とは極性も異なり，動（REM）睡眠でも静（NREM）睡眠でもみられsubplate起源とされている．一方，徐波睡眠の徐波は多型性高振幅徐波（1.5〜3 Hz）で，NREM睡眠（段階3,4）でのみみられる．修正36週以後静睡眠での高振幅徐波がみられるようになり，修正週数が進むにしたがって増加するのは，皮質－皮質結合の発達し視床からの刺激に対し皮質が同期化するようになり，それをある程度は持続できるが，まだその持続は短く深睡眠になると同期化を維持できず低振幅部分が挿入し，次第にそれが多くなり交代性脳波に移行すると思われる．事実，高振幅徐波パターンから一気に交代性脳波に移行せず，低振幅部分が高振幅脳波の部分に入り込んでくる．一方，修正32週以後，動睡眠と静睡眠が脳波から区別でき，動睡眠の脳波が連続的になるが，まだdelta brushを中心とする高振幅徐波がみられる．修正34週以後，動睡眠で低振幅化がはじまり，修正40週で静睡眠後の動睡眠の脳波が低振幅不規則脳波，すなわち成熟型の脱同期脳波になる．これらのことからこれは脱同期に関与する機構（橋－視床）が同期化に関与する機構（視床－皮質）の発達より早いためと考えられる．

（渡邊一功）

Ⅱ 正常脳波

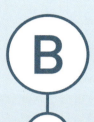

脳波パターンの発達的変化

⑤ 超早産児期の脳波

　修正22〜24週の超早産児期の脳波については，われわれも十分な経験の蓄積がない．厳密な意味では，生理的な超早産児というものは存在しないので，この時期の正常脳波を明らかにするのは究極的には不可能である．われわれの経験から，生理的に近いと思われる超早産児期の脳波所見を述べる．

〈加藤　徹・早川文雄・奥村彰久〉

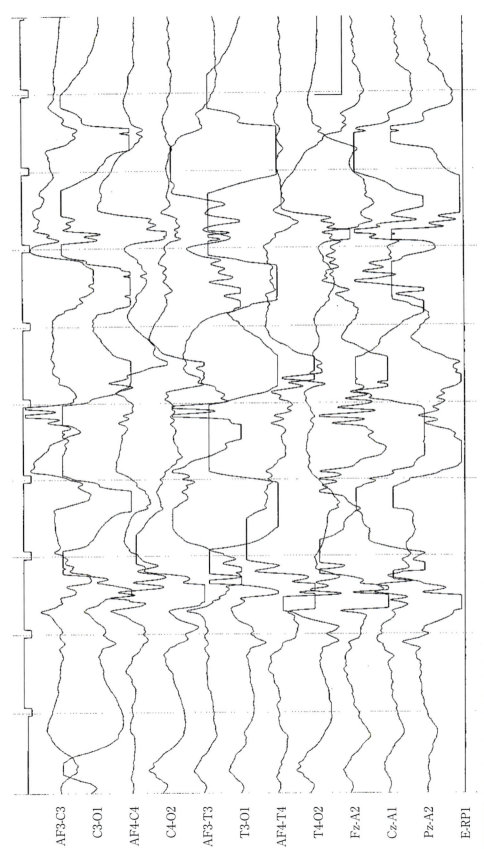

● **図Ⅱ67 修正22週の高振幅徐波パターン (1)**

現在まで、修正22週の生理的な脳波の特徴は明らかになっていない。修正齢が早いほど高振幅徐波の振幅が大きく、周波数が遅いことを解説したが、この現象が24〜26週よりいっそう進むのかどうか興味深い。しかし、早産児脳波に共通のジレンマ、「この児がはたして正常の状態にあるのかどうか」について判断することが、この時期はますます困難である。したがって、この時期にみられた所見の解釈にはまだ正解はないという認識が必要である。いずれにせよ、図に示した大きな高振幅徐波と前頭部鋭波は超早産児の特徴である。26週未満としか週数が特定できないにせよ、「極めて未熟で、元気のよい脳波」と考えてよさそうである。

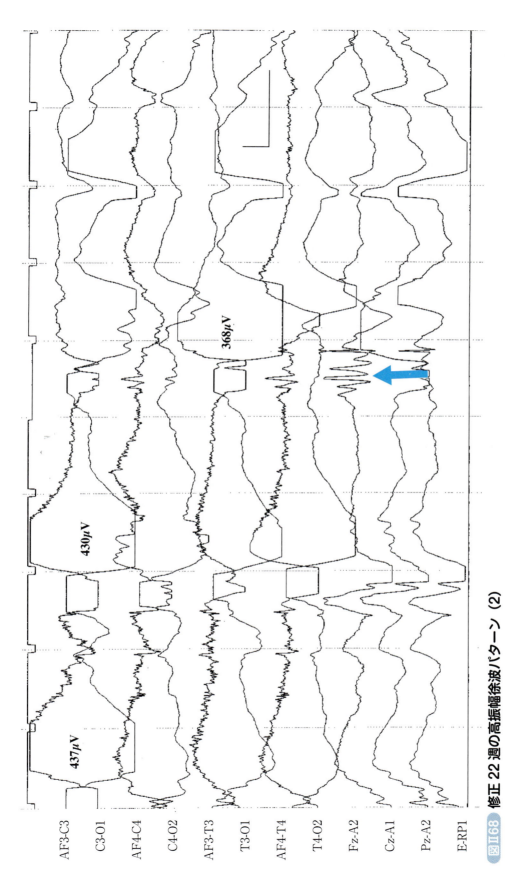

図II 68 修正 22 週の高振幅徐波パターン (2)

修正齢が早いほど，高振幅徐波の振幅が増大し周波数が遅くなるという特徴が，修正 22 週では 24～26 週よりいっそう進むのかどうか興味深い．そういう眼で探すと，この図のような 400 μV を超え 1 Hz 未満の巨大な高振幅徐波が観察される．徐波が大きいというのは，単調な thalamo-cortical radiation (視床－大脳投射系) に反応するニューロンが多いことを意味している．逆にいえば，投射系や反応するニューロン群が細分化されていないことを示す現象だと解釈できる．一方で，前頭部からの鋭波群発 (↑) がすでにこの時期からみられる．

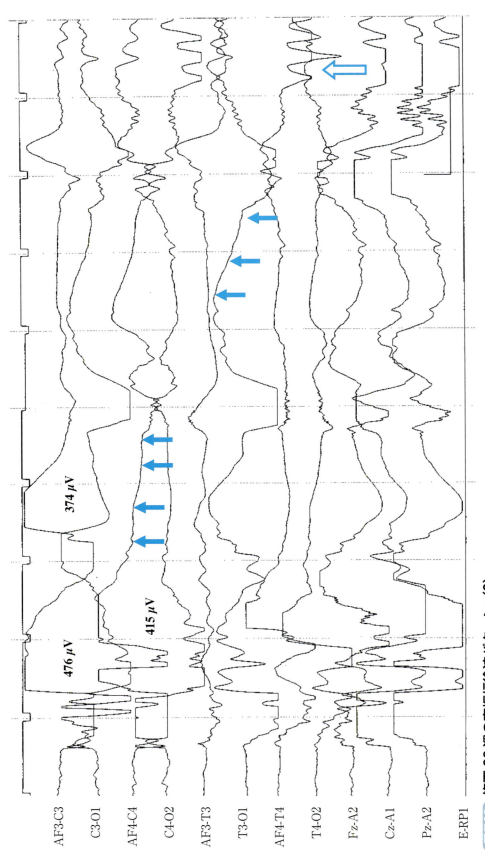

図Ⅱ69　修正22週の高振幅徐波パターン（3）

図Ⅱ68と同様に、400 μVを超え1 Hz未満の巨大な高振幅徐波が観察される。周波数が遅いというのは、ひとつの単調な大脳投射系が放射した後しばらく次の投射がないか、時間的にニューロンの発火に対応ができないという現象を反映している。それによって、徐波出現の後にだらだらと減衰する部分（↑）がが印象的である。このような現象は、少なくとも修正30週を過ぎるとほとんどみられない。こういったphaseが長いのは、前述のような中枢神経系の機能的未熱性を反映しているものと考えられる。このサンプルには、未熟性を反映するtransientsである後頭部鋭波群発（⇦）がすでに出現しており、図Ⅱ68の前頭部鋭波群発とならんで未熟波形の特徴といえる。

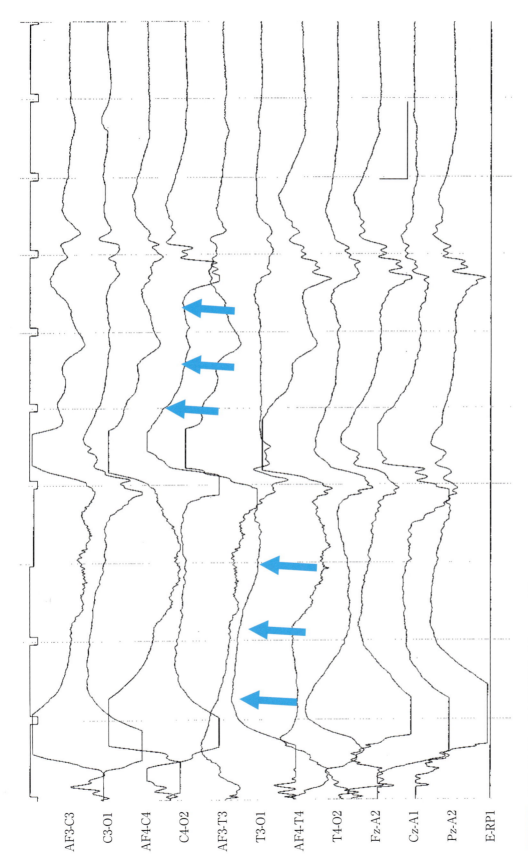

図Ⅱ70 修正 22 週の高振幅徐波パターン (4)

大きな徐波が3〜4秒に1回出現し、その間は有意な脳の活動がみられない単調な脳波パターンである。特徴的な transients も出現していないため判定しにくいが、徐波の干渉がほとんどみられないのは極めて未熟な脳波の特徴といえる (↑)。したがって、このような単調な徐波バーストが多くみられれば、20週台の前半と考えるべきであろう。

89

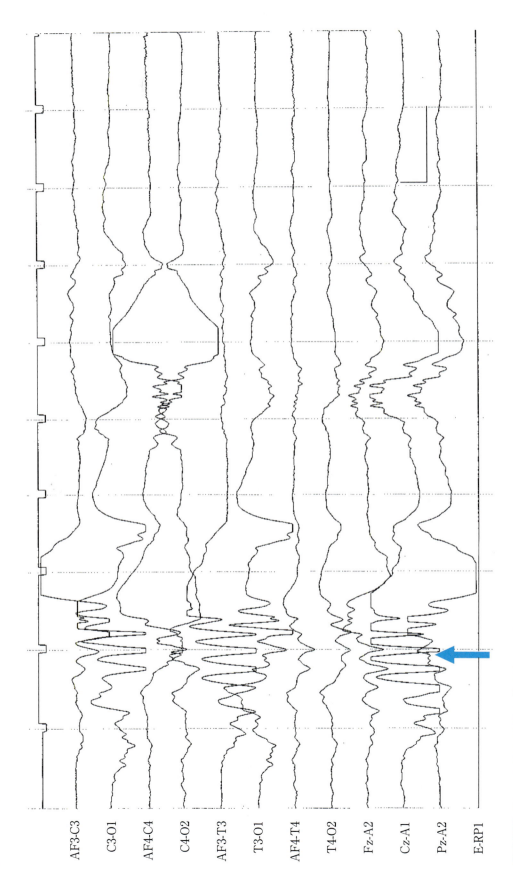

図Ⅱ71 修正22週の非連続性パターン？

修正22週の児から得られた「7」と思われるパターンだが，22週の特徴かどうかは断定できない．実際には22週も24週も26週も共通したパターンがみられるので，これらの週数を正確に認識するのは，脳波では限界がある．この脳波にしても，単調で大きな徐波に局在にはっきりしない高振幅律動的波形（↑）がみられており，28週と判読しても誤りとはいいにくい．しかし30週を過ぎると，こういった単調なパターンはみられなくなるので，このようなパターンが少数でもみられたら，20週合の超早産期であるという認識をもつべきであろう．

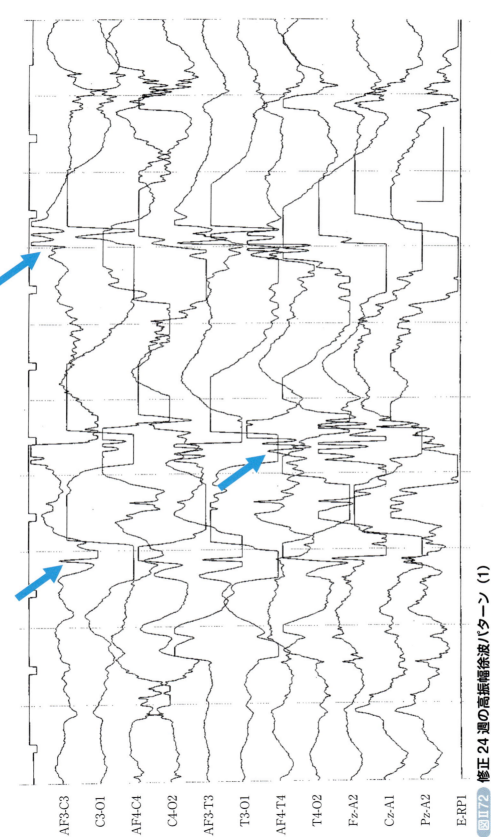

図II72 修正24週の高振幅徐波パターン (1)

修正24週の所見の特徴も十分に明らかではない。早産児脳波に共通のジレンマで、「この児がはたして正常の状態にあるのか」「この時期の所見の解釈にはまだ正解はないという認識が必要である。いずれにせよ、図にみられる大きな高振幅徐波と前頭部鋭波（↑）は、超早産児期の特徴である。26週以下としか週数が特定できないにせよ、「極めて未熟ではあるが、元気のよい脳波」と考えてよさそうである。

91

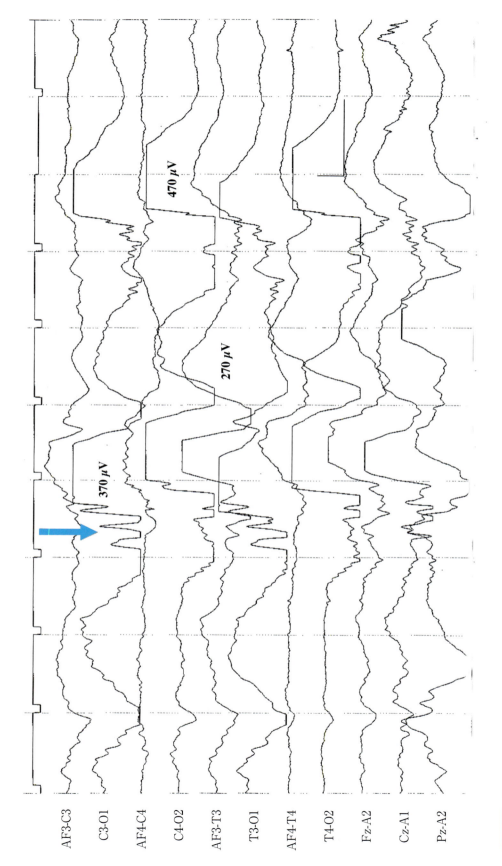

図II73 修正24週の高振幅徐波パターン (2)

著しい高振幅徐波が後頭部を中心に連なって出現し、徐波間の干渉はほとんどみられない。修正22週や26週と明確に区別するのは難しいが、後頭部の律動的鋭波（↑）と単調な徐波児期の脳波の特徴を表している。

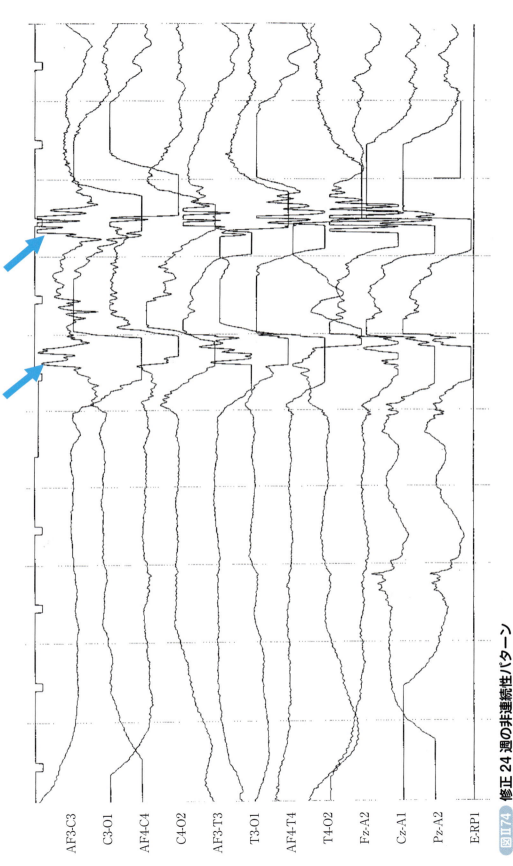

図Ⅲ74 **修正24週の非連続性パターン**

非連続性パターンの週数判定は,連続性パターンとの比率や群発間間隔の長さも重要な要素だが,基本的には群発活動の特徴で判断する。要するに高振幅徐波パターン (HVS) でみられる構成要素が,非連続性パターンの高振幅群発部分と共通しているとも考える。この図でも,群発部分にみられる大きな徐波(振幅400μV,周波数1Hz未満)と前頭部鋭波(↑)は修正22～26週の特徴と合致する。

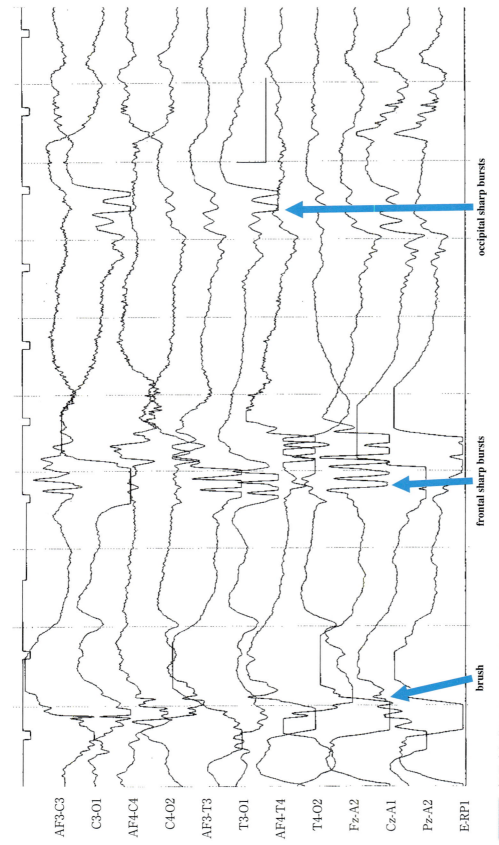

図Ⅱ75 超早産児期の transients

修正22〜26週の超早産児期に認められる transients としては、前頭部からの律動的鋭波バーストと後頭部からの鋭波バーストがあげられる。brush はすべての早産児期をとおしてみられる律動的速波成分だが、意外にも22〜26週でも認められる。28週を過ぎると、側頭部からの律動的鋭波 (high amplitude theta や rhythmic temporal theta) が目立つようになり、brush の出現頻度も増加するが、26週までは大きな徐波 (振幅300〜400 μV 以上、周波数1 Hz 未満) と前頭部および後頭部の律動的速群発という組み合わせが特徴的である。

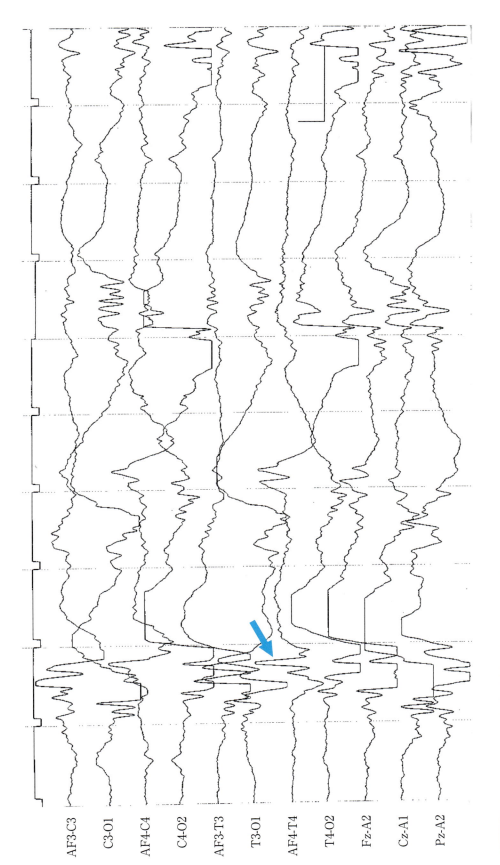

図II76 修正26週の高振幅徐波パターン (263)

修正22週, 24週の脳波パターンをみてきたが, これは典型的な26週のパターンである. 基本的には単調で大きな徐波と律動的鋭波群の特徴を示すが, 22週, 24週のそれと明確な区別はつかない. 側頭部の鋭波（↑）の出現と徐波の振幅がやや低めであることが, かろうじて成熟の根拠になるかもしれない. 現時点では修正22, 24, 26週を明確に識別するのは困難である.

Column 周生期脳障害の程度と脳波

　正期産児の低酸素性虚血性脳症では，その程度に応じて，脳波は最軽度活動低下から最高度活動低下までの所見を示すが，個体発生からみて，後から発達してきた部分が先に障害されやすい．交代性脳波の低振幅部分の平坦化，高振幅徐波の減少・消失，混合パターンの消失，群波－平坦脳波（非連続脳波）と進む．ただし，群波－平坦脳波と非連続脳波は同じではなく，前者ではときに群波部分に delta brush 様の波形が出現することはあるが，昏睡状態で睡眠周期はなく病的であり，後者は生理的である．睡眠周期は，軽度活動低下までは保たれており，中等度活動低下では，睡眠周期が中等度に障害され，脳波と睡眠時期との相関が崩れる．なお，軽度・中等度活動低下では，動睡眠より静睡眠の安定性が障害されやすい．

　また，われわれは，心拍変動性と背景脳波活動低下の間に相関があることを明らかにした．最軽度活動低下では正常と変わらない．軽度活動低下ではほとんどの例で明らかな変化を示さないが，動睡眠で静睡眠にみられる変動パターンを示す例や著明な変動を示す例がみられる．中等度活動低下ではほとんどの例が著明な変動を示す．高度活動低下では変動が小さい例とほとんど変動がない例があり，最高度活動低下ではほとんど変動がない例のみである．すなわち，軽度の脳障害では心拍はほとんど影響を受けないが，中等度脳障害では中枢神経の心拍制御が極めて不安定になり，高度脳障害では中枢の支配から遊離し固定心拍，すなわち自動性を示す．つまり，修正 30 週以下の状態と同様である．

　視覚誘発電位においても，各成分のうち後から発達してくる初期陽性成分が最も影響を受けやすく，修正 30 週以前から存在している後期陰性成分は最も影響を受けにくい．高度の障害を受け，視覚誘発電位が消失した場合でも，後期陰性成分が先に回復し，後から初期陽性成分が回復してくる．やはり個体発生的に先に発達した成分のほうが障害されにくいといえる．

（渡邊一功）

Ⅱ 正常脳波

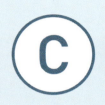 判読に必要なアーチファクトの知識

　新生児脳波は，NICU のベッドサイドなど記録環境がよくない状況で記録する必要があることが多い．NICU 入室中の児は多くの電子機器類が装着されているのが通常であり，これらに起因する様々なアーチファクトが混入し得る．体動や電極外れ・電極不安定，心電図混入，交流，高頻度振動人工換気（high frequency oscillatory ventilation：HFO）を含む人工呼吸器，周囲の動きなど，種々のアーチファクトの原因を減らすことは，脳波の正確な判読に不可欠な要素である．これらを除去する努力は必要であるが，完全にアーチファクトの混入を避けることは不可能である．したがって，新生児脳波の判読の際には，波形からアーチファクトと真の脳波活動を判別できることが要求される．
　可能であればアーチファクトの確認にも有効なビデオ同時記録が望まれる．
　アーチファクトを完全に除去することは困難ではあるが，ちょっとした工夫で軽減することは可能である．以下にいくつか例をあげる．
　①電極コードをなるべく束ねてまとめ，タオルなどで抑える．またほかのモニターのコード類と交差させない．
　②児の頭近くにほかの機器を置かない．特に輸液ポンプを児の頭や電極箱から遠ざけることは効果的である．
　③有効なアース（接地）をしっかり確保する．
　④脳波の電源をパソコンなどと異なるコンセントからとる．
　⑤HFO による頭の振動や呼吸アーチファクト，心電図混入なども，児の頭の位置やポジショニングを調節することにより減少させることができる．
　アーチファクト除去の工夫をしたうえで，記録中の児の動き（吸啜運動・振戦・眼瞼眼球の動き）や呼吸運動，頭の動きなどの観察も大切である．

（久保田哲夫）

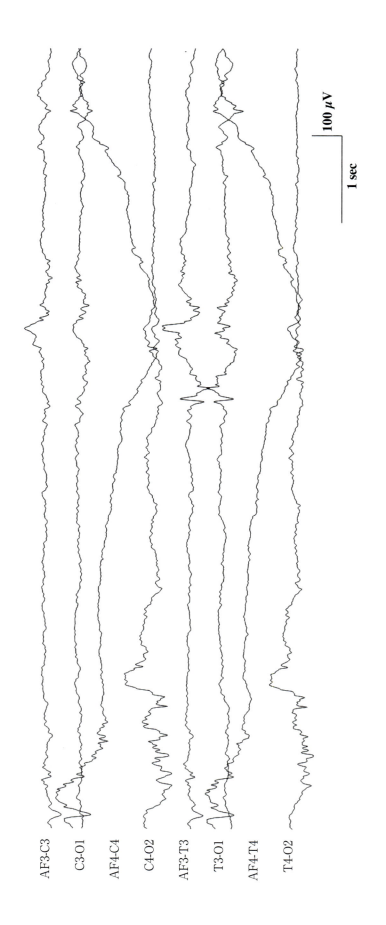

図II-77 電極不安定

新生児脳波では様々な外的アーチファクトが入りやすいが、実際は電極と児の頭皮との接地不良による電極不安定のアーチファクトが比較的多くみられる。力を入れて接着させるというイメージではなく、電極と皮膚をペーストでやさしくあわせて装着するイメージのほうが電極不安定になりにくい。図ではAF4の生理的ではない揺らぎがみられ、電極不安定が疑われる。

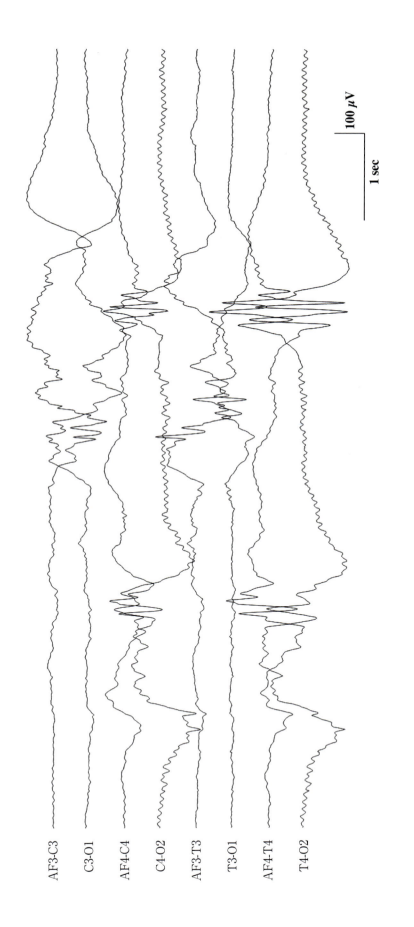

図II78 HFO

O2から12 Hzの律動的なアーチファクトが混入している．呼吸器のモードが高頻度振動人工換気（HFO）によるアーチファクトである．機器の設定により12 Hzや15 Hzの波形の混入がみられる．目にみえないレベルと頭部の揺れや，呼吸器回路，加湿過多，呼吸器回路と脳波電極の位置関係などで混入することがある．児の頭の位置やポジショニングを調節することにより減少させることができる．

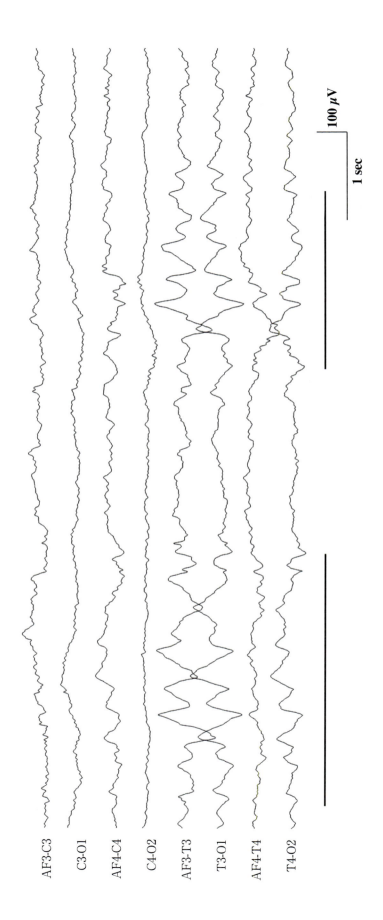

図II79 ● NICUスタッフの動き

下線部分2か所はクベース近くをスタッフが早足で行ったりきたりした際に記録されたアーチファクトである。このような周囲の動きもアーチファクトの原因になり得ることに留意する必要がある。

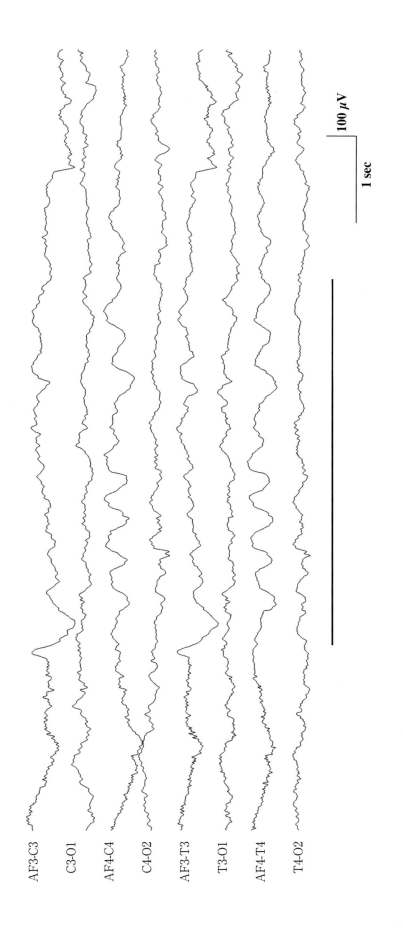

図II 80 おしゃぶりもぐもぐ

下線部分 1 か所は脳波記録中におしゃぶりを吸っている際に記録されたアーチファクトである．このように児の動き，特に頭部顔面の動きはアーチファクトの原因になり得る．

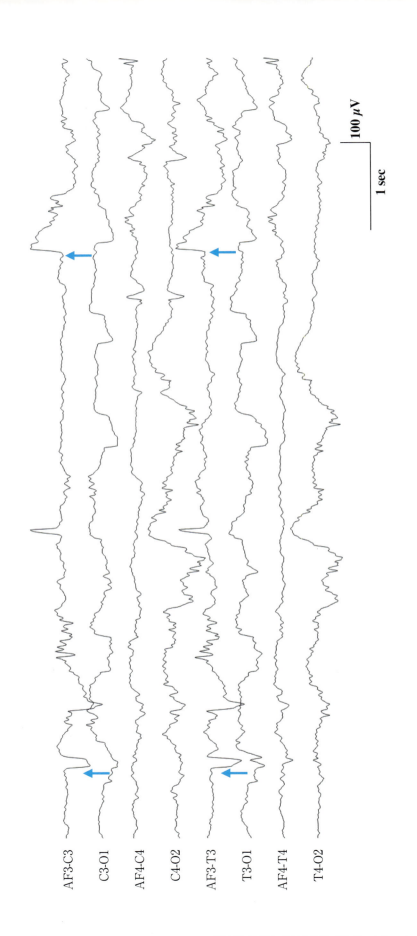

図Ⅱ81 ミルクチューブの脳波コードへの接触

AF3 の脳波コードにミルクチューブが接触していた際に記録されたアーチファクトである．非生理的なかくとした脳波変化が確認できる．

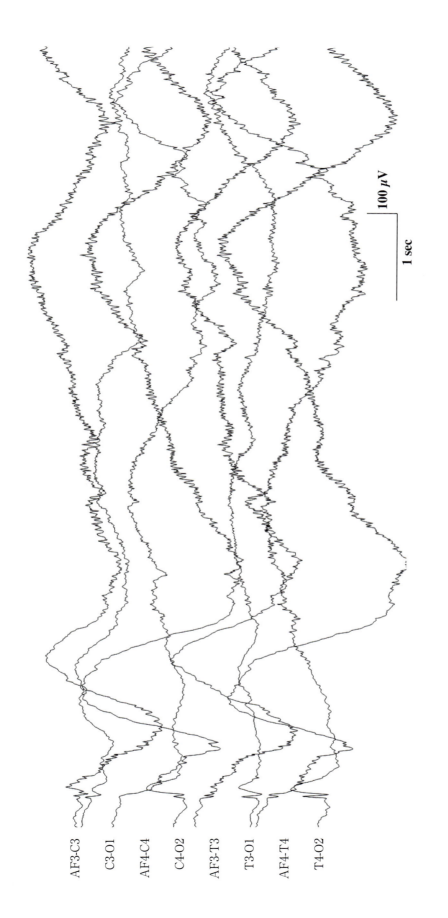

図II 82 啼泣，体動，筋電図

新生児脳波記録の評価は睡眠時記録の評価が基本である。啼泣やそれに伴う体動があると，図のように周波数の早い棘波様波形の集合体がみられる。体動に伴う場合は，全誘導にわたる高振幅徐波様の波形に重畳する。背景脳波活動の評価は困難である。基本的に筋電図活動の波形が混入している部分は覚醒時と判断してよいが，超早産児期では，動・不定睡眠において筋電図が重畳することがあり，注意が必要である。

103

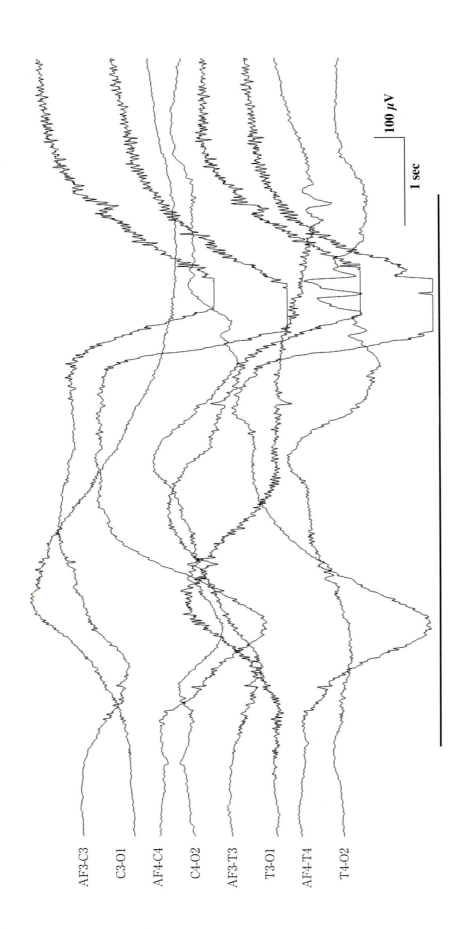

図Ⅱ83 体動, 筋電図

図は呼気吸気変換方式気道陽圧法（directional positive airway pressure：DPAP）装着中に体動（下線部）後左半球に筋電図の混入がみられる．

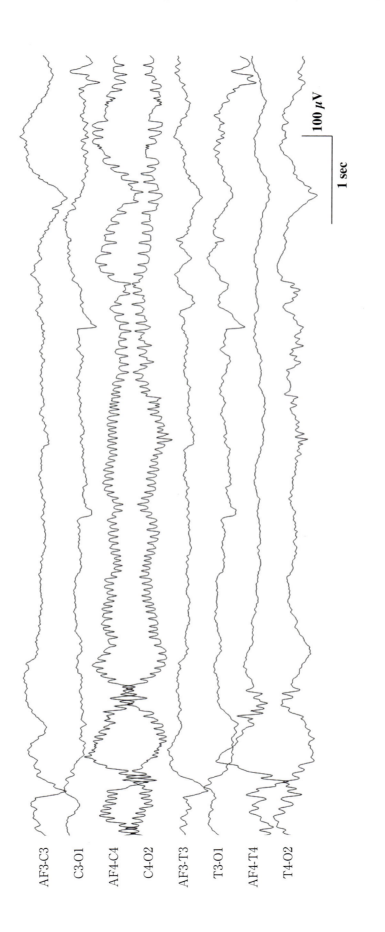

図II 84 交流

新生児脳波では，体動や筋電図のアーチファクト以外に，交流によるアーチファクトも比較的多くみられる．図はC4から律動波形がみられ，装着状態が不安定な電極を含む誘導でより顕著である．光線療法も交流アーチファクトの原因となり得る．

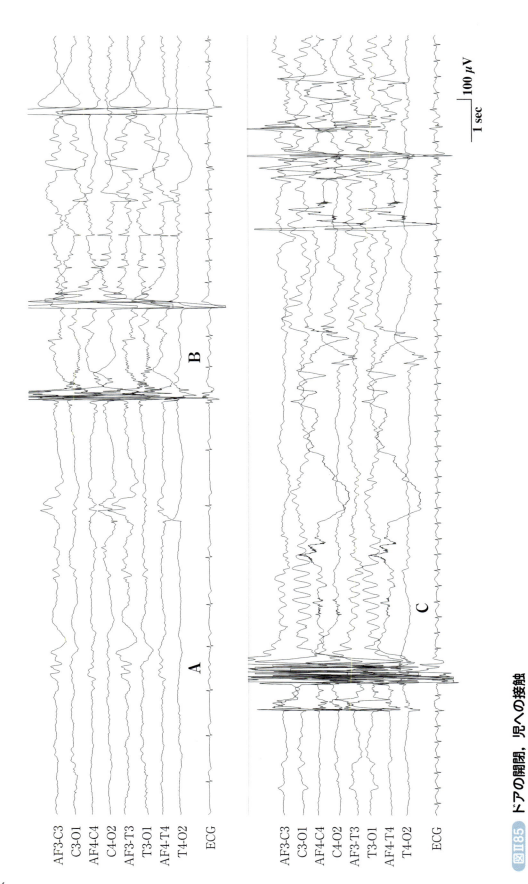

図II 85 ドアの開閉，児への接触

徐脈を認め(A)，ケベースのドアを開き(B)，児への刺激(C)をしているところである．ビデオ脳波同時記録であれば，容易にアーチファクトであることがわかる．

III 異常脳波

A 異常脳波の考えかた
B 急性期異常
C 慢性期異常
    C-1 disorganized pattern
    C-2 dysmature pattern
    C-3 dysmorphic pattern

A 異常脳波の考えかた

異常脳波の考えかた

脳が侵襲を受けると，脳障害の種類と程度に応じて脳波は種々の変化を示す．この脳波変化は，背景脳波活動の異常と発作時変化の出現に大別される（表Ⅲ1）．

背景脳波活動の評価は，生理的脳波パターンと比較して脳波活動の質的変化・量的変化の程度に着目する（図Ⅲ1）．脳波活動全体が抑制された状態を急性期異常とよぶ．脳波活動の抑制が強いほど重度である．

一方，非生理的な異常脳波パターンの出現により生理的脳波パターンが置換された状態を慢性期異常とよぶ．慢性期異常には，急性期からの回復期に認める disorganized pattern と dysmature pattern があり，脳形成異常を反映する異常として dysmorphic pattern がある．慢性期異常では，異常パターンの占める割合が高い（生理的パターンが少ない）ほど重度である．左右差，左右非同期，発作時変化は急性期にも慢性期にもみられる所見である．

急性侵襲に対する脳波所見の経時的変化

脳が急性の侵襲を受けた直後は，脳活動の抑制を反映して急性期異常を認める．急性期異常はやがて時間とともに改善する．侵襲の程度が軽度であれば脳波活動抑制の消失とともに脳波

表Ⅲ1　新生児脳波の異常所見

背景脳波活動の異常
①急性期異常（acute stage EEG abnormalities）
②慢性期異常（chronic stage EEG abnormalities）
　・急性期からの回復期異常
　　disorganized pattern
　　dysmature pattern
　・脳形成異常を反映する異常
　　dysmorphic pattern
③急性期・慢性期のいずれにも出現する異常
　・左右差
　・左右非同期

発作時変化

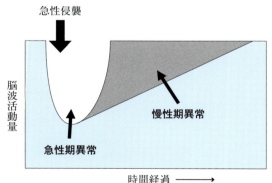

図Ⅲ1　脳波異常の考えかた

図Ⅲ2　急性侵襲に対する脳波所見の経時的変化

脳が急性侵襲を受けた直後は，脳活動抑制の反映として脳波活動が低下する（急性期異常）．脳波活動抑制はやがて時間とともに改善する．侵襲が軽度であれば活動抑制の消失とともに正常化するが，高度であれば回復の過程で種々の程度の質的な変化，すなわち慢性期（回復期）異常を呈する

A 異常脳波の考えかた

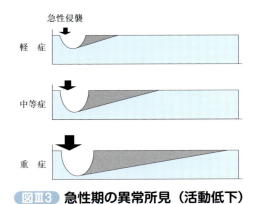

図Ⅲ3 急性期の異常所見（活動低下）
脳障害が重篤であるほど、急性期異常は重症化かつ遷延する．脳障害の結果生じた器質的変化は、慢性期異常としてその重症度と持続期間に反映される

は正常化するが、侵襲が高度であれば回復の過程で種々の程度の質的な脳波変化、すなわち慢性期異常が観察される（図Ⅲ2）．脳障害が重篤であるほど、急性期異常は高度かつ遷延する．脳障害の結果生じた器質的変化は、慢性期異常として、その重症度と持続期間に反映される（図Ⅲ3）．このコンセプトは、正期産児でも早産児でもあてはまり、また、低酸素性虚血性脳症、脳梗塞、脳出血、感染症など、いかなる脳侵襲であってもあてはまる．したがって、新生児脳波所見を理解するうえで重要な原理のひとつである．

（城所博之）

極・超早産児の脳波活動の驚き

極低出生体重児の脳波を記録すると、しばしば驚かされることがある．

例えば、在胎29週、出生体重1,135 g、Apgar score 7点（1分）9点（5分）で出生した、元気な赤ちゃんの脳波を記録した時のことである．母体は1週間前から切迫早産兆候があり、当院に入院して陣痛抑制の点滴を受けていたが、前日から発熱しており、当日になって破水したため、緊急帝王切開で娩出された．出生したベビーは呼吸障害も認めず、元気よく啼泣しながら四肢を活発に動かしていた．

当時のルーチンワークで、在胎33週未満の早産児は生まれてから可及的速やかに脳波を記録するとしていたので、問題はあるはずがないと思いつつも脳波記録を実施した．記録をはじめると、驚いたことにほとんど脳波の活動がないのである．先ほどまでと同じように児はときどき啼泣しているが、その時にアーチファクトで基線が動揺して筋電図が重畳するものの、児が静かになると再び低振幅、いや、ほぼ平坦な脳波が延々と続くのである．はじめは記録条件の感度設定が間違っていると思って設定を何度も確認したが、どうみても設定に誤りはない．そうしている間に短い群発が出現して、ようやく、いわゆるburst suppression（高度活動低下）の活動であることに気づいた．

児の新生児期は、その後も大きなトラブルなく、体重増加は順調で哺乳力の獲得にも遅れなく、ふつうに経過した．しかし、生後2週間の頭部超音波検査で側脳室前角にまで及ぶ広範囲のcystic PVLが確認され、発達をフォローしたところ、5歳になっても坐位を保持できない重症の痙直型両麻痺を呈した．

このケースにおいては脳波検査が福音とならず、障害の獲得を早期に正確に知ることができたにすぎない．しかし、出生直後に脳波を記録しなかったら、出生前の状態がPVLを受傷させたとは誰も気づかないケースである．したがって、児がどうして障害児になってしまったのか、まったく不明となってしまう可能性さえあった．

新生児神経学という観点からすると、PVLの予防には出生前の胎児環境を改善することが極めて重要であると認識させられた、貴重な経験である．

（早川文雄）

B 急性期異常

正期産児における脳波活動低下

　正常の正期産児では，睡眠状態に応じて低振幅不規則パターン（LVI），混合パターン（M），高振幅徐波パターン（HVS），交代性パターン（TA）の4つの脳波パターンが周期的に観察される．低酸素性虚血性ストレスなどの急性脳侵襲が加わると，脳障害の程度に応じて脳波活動低下所見を呈する．すなわち，脳波パターンの周期的変化が障害されるとともに，睡眠状態と脳波パターンの関係も崩れる．

　正期産児の脳波活動低下所見は，次のように分類される．模式図を図Ⅲ4に示す．

① grade Ⅰ：

最軽度活動低下（minimal depression）

　TAの低振幅部分が平坦化（非連続性パターン，tracé discontinue pattern：TD）を示すも

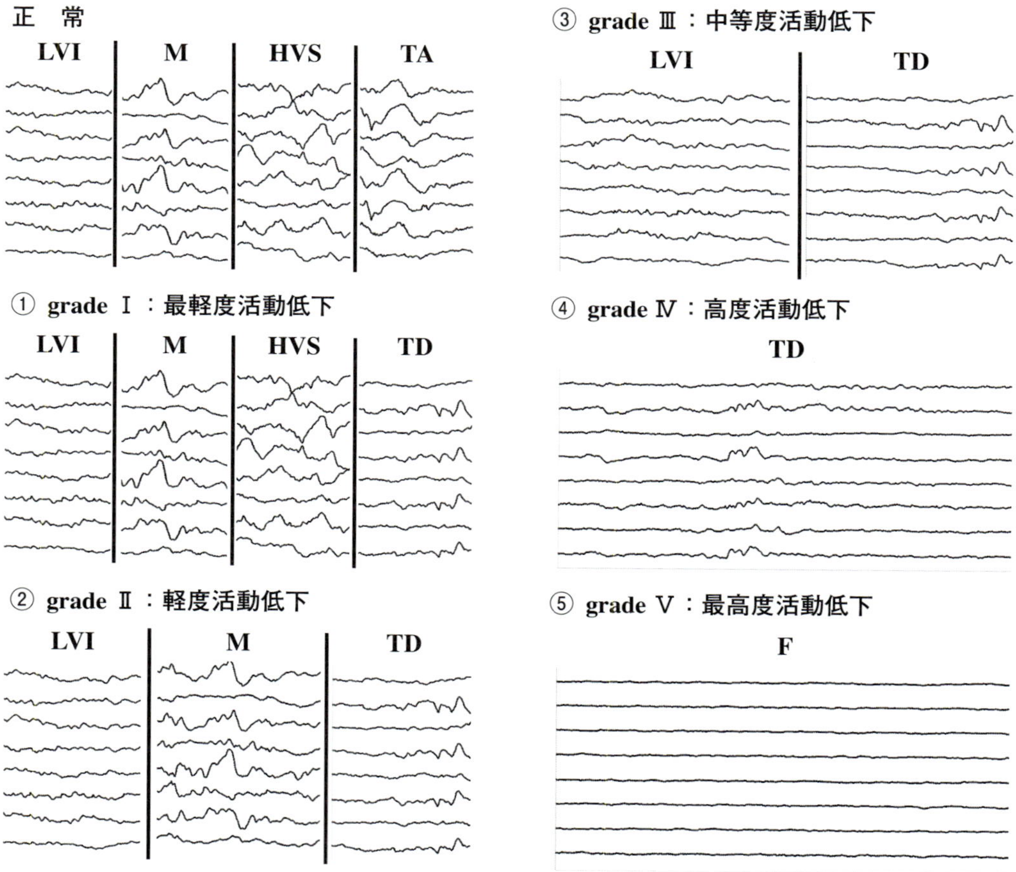

図Ⅲ4　正期産児の脳波活動低下（渡邊の分類）

LVI：低振幅不規則パターン（low voltage irregular），M：混合パターン（mixed），HVS：高振幅徐波パターン（high voltage slow），TD：非連続性パターン（tracé discontinue pattern），F：平坦化脳波（flat tracing），TA：交代性パターン（tracé alternant）

B 急性期異常

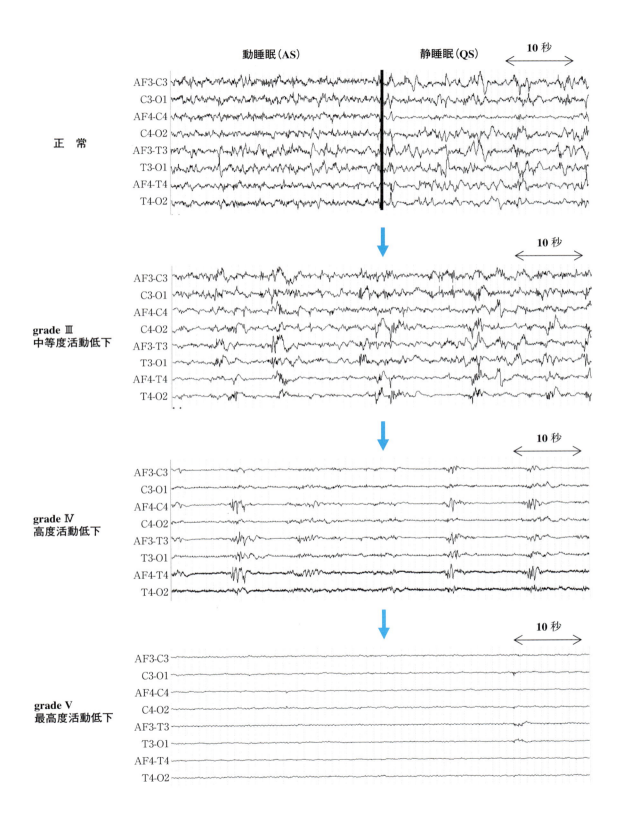

図Ⅲ5 正期産児の脳波活動低下（連続性の低下）

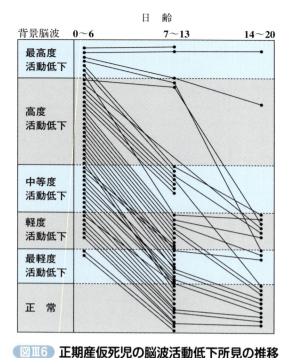

図Ⅲ6 正期産仮死児の脳波活動低下所見の推移

表Ⅲ2 正期産仮死児の脳波活動低下と予後

日齢	正常	最軽度	軽度	中等度	高度	最高度
0	−	−	−	?	■	■
1	−	−	○	?	■	■
2	−	−	○	?	■	■
3	−	○	○	?	■	■
4	−	○	○	?	■	■
5	−	○	?	●	■	■
6	−	○	?	●	■	■
7	○	○	?	?	■	■
8	○	?	?	?	■	■
9	○	?	?	?	■	■
10	○	?	?	●	■	■
11	○	?	?	●	■	■
12	○	?	?	■	■	■
13	○	?	?	■	■	■
14	○	?	■	■	■	■
15	?	?	■	■	■	■
16	?	?	■	■	■	■
17	?	?	■	■	■	■
18	?	?	■	■	■	■
19	?	●	■	■	■	■
20	?	●	■	■	■	■
21	?	●	■	■	■	■

−：全例正常に発達，○：大部分が正常に発達，？：予後は一定しない，●：大部分の例で後遺症，■：全例後遺症あるいは新生児期に死亡

の．静睡眠（QS）でTAの代わりにTDが観察される．HVSは保たれるか軽度の減少にとどまる．動睡眠（AS）にはLVIとMが対応する．睡眠周期と脳波パターンとの関連は保たれる．

② grade Ⅱ：

軽度活動低下（mild depression）

HVSが消失し，LVI，M，TDが主要パターンとなったもの．TDにおける群発間間隔は正常に保たれ，群発部分の波形も生理的である．睡眠周期と脳波パターンの関係はやや崩れ，動睡眠でMの減少やTDの出現，静睡眠でLVIの出現がみられる．

③ grade Ⅲ：

中等度活動低下（moderate depression）

Mも消失し，LVIとTDのみとなったもの．TDにおける群発間間隔は延長し，群発部分の波形も非生理的であることが多い．動睡眠・静睡眠の区別は認められるものの，二相性の周期性が失われる．睡眠段階と脳波パターンの関係も崩れ，動睡眠でTDが，静睡眠でLVIがみられることもある．

④ grade Ⅳ：

高度活動低下（marked depression）

睡眠周期が消失し，非連続性脳波パターンのみとなったもの．群発間間隔は著明に延長する．群発部分は短縮し，波形は非生理的である．いわゆるburst-suppressionパターン（BS）に相当する．

⑤ grade Ⅴ：

最高度活動低下（maximal depression）

長時間記録しても平坦脳波（flat tracing：F）しか示さない状態．

図Ⅲ5には，圧縮脳波を用いて脳波活動の連続性の変化を示した．脳波活動抑制が強いほど連続性活動が減少し，非連続性活動で占められる．さらに抑制が進むと，非連続性活動さえ認められなくなる．

脳波活動の抑制は低酸素性虚血性脳症・新生児脳症の急性期のほか，頭蓋内出血，低血糖，中枢神経感染症，発作後変化などでもみられる．

B 急性期異常

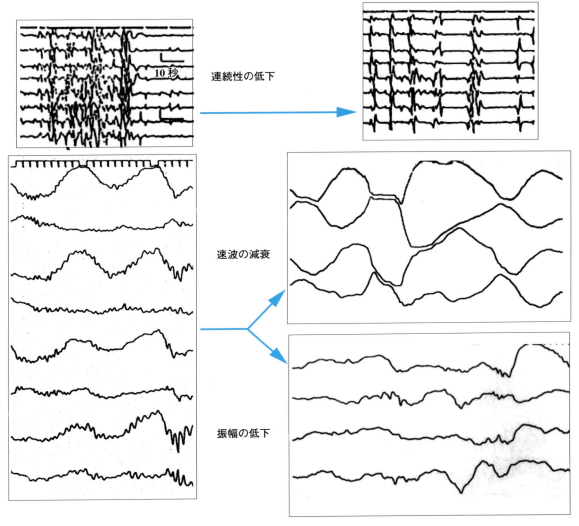

図Ⅲ7 早産児の脳波活動低下所見
軽微な活動低下を評価するため，連続性の低下に加え速波成分の減少と振幅の低下にも注目する

脳波活動低下所見の経時的推移

急性侵襲による脳波活動低下は，時間とともに回復する（図Ⅲ6）．生後1週間以内の脳波で高度活動低下を示したものでも，生後2週以降になるとほとんどが正常，ないし軽度活動低下まで改善する．一方，最高度活動低下を示したものは，生後2週以降も高度の活動低下が持続することがある．したがって，成熟新生児仮死の予後を脳波で判定する場合，できる限り早期に記録して，活動低下の程度を評価する必要がある．また，生後2週以降に記録した脳波で活動低下を認めた場合は，その程度が軽くとも出生直後には重篤な活動低下を呈していた可能性を考えるべきである．

予後との関連

成熟新生児仮死では，生後1週間以内での脳波における活動低下所見と予後との間に密接な関係がある（表Ⅲ2）．最軽度ないし軽度活動

III 異常脳波

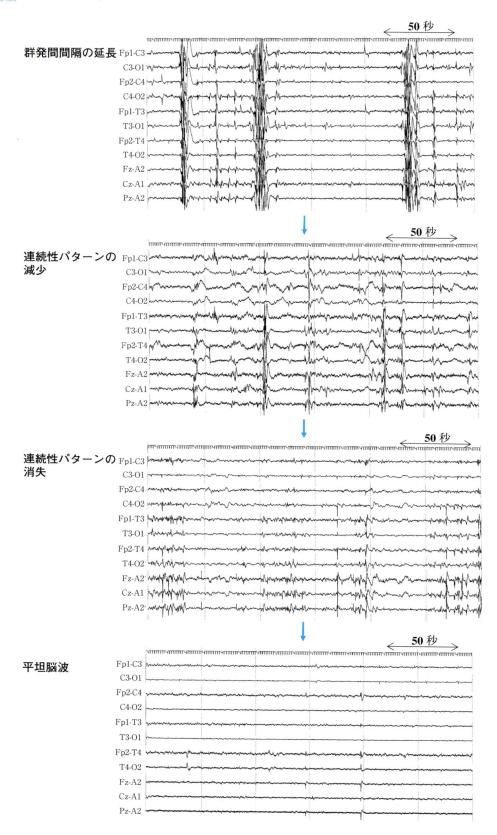

図III8 圧縮脳波でみた早産児の脳波活動低下（連続性の低下）

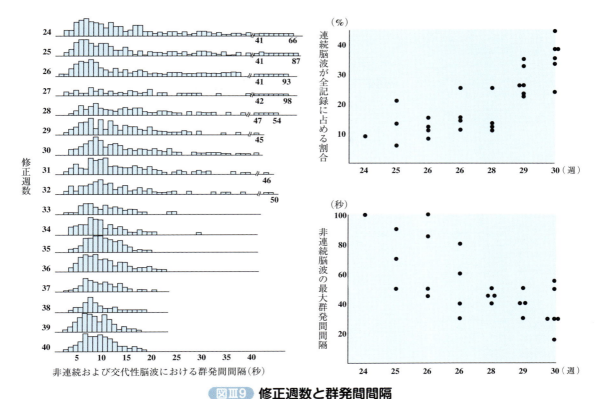

図III-9 修正週数と群発間間隔

表III-3 連続性低下の判定基準

群発間間隔の延長
修正30週未満：最大90秒以上，平均60秒以上
修正30週以上：最大60秒以上，平均40秒以上

連続性パターンの減少
20秒以上持続する連続脳波が全記録に占める割合が
　修正30週未満：10％未満
　修正30週以上：30％未満

連続性パターンの消失
連続脳波は消失し，睡眠周期や覚醒刺激への反応も認めない

低下では予後良好であるのに対し，高度ないし最高度活動低下は予後不良である．中等度活動低下では予後は一定でないが，上述のように脳障害が重篤であるほど活動低下が遷延するので，経時的記録による評価が重要である．

低体温療法と脳波活動低下

近年，成熟児の低酸素性虚血性脳症に対して低体温療法が標準的に行われている．同等の脳波活動低下を認める例でも，低体温療法を行った例では行わなかった例より予後が良好であることが多数報告されている．また，低体温療法からの復温により，脳波活動の連続性が低下し，その程度は重症例でより顕著であることが報告されており，復温による脳障害の進行を示唆する所見と考察されている．低体温療法中に用いられることが多いベンゾジアゼピン系薬剤，フェノバルビタール，モルヒネは背景活動の振幅を下げて連続性を低下させる．低体温療法の前後ではこれらを考慮して解釈にあたる必要がある．

早産児における脳波活動低下

急性侵襲による背景脳波活動の変化は，早産児においても同様に観察される．軽微な活動低下を評価するため，連続性の低下に加え，速波成分の減少と振幅の低下にも注目する（図III-7）．

III 異常脳波

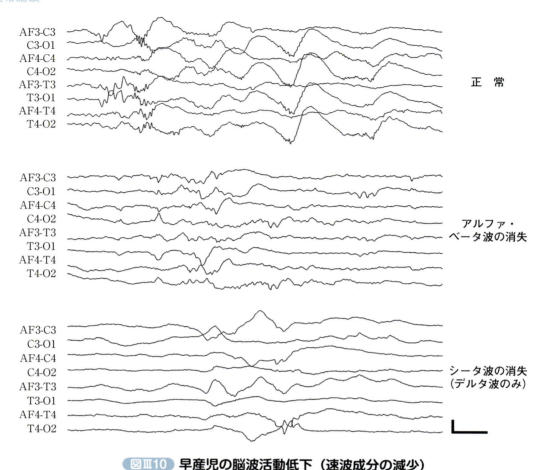

図III10 早産児の脳波活動低下（速波成分の減少）

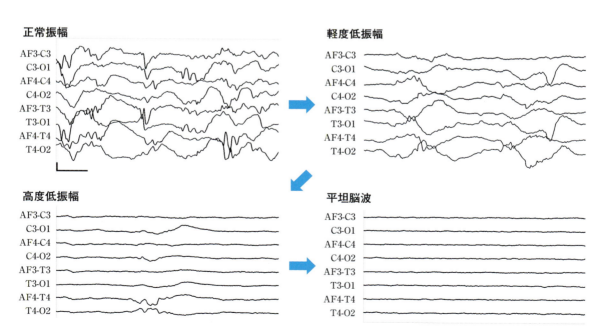

図III11 早産児の脳波活動低下（振幅の低下）

B 急性期異常

表III4 振幅低下の判定基準

軽度低振幅
　デルタ波の最大振幅が
　　修正30週未満：200 μV以下
　　修正30週以上：150 μV以下

高度低振幅
　デルタ波の最大振幅が20〜50 μV

平坦脳波
　デルタ波の最大振幅が20 μV以下

表III5 早産児の脳波活動低下分類

grade I：最軽度活動低下（minimal depression）
　群発間間隔の延長，速波成分の減少

grade II：軽度活動低下（mild depression）
　軽度低振幅

grade III：中等度活動低下（moderate depression）
　連続性パターンの減少

grade IV：高度活動低下（severe depression）
　連続性パターンの消失，速波成分の消失，高度低振幅

grade V：最高度活動低下（maximal depression）
　平坦脳波

1. 連続性の低下

早産児では，正常所見として非連続性の脳波パターンがみられるが，脳波活動低下所見は静睡眠における非連続性の増加（群発間間隔の延長と群発部分の短縮），動睡眠における連続脳波の減少として現れる．脳波週数に比して，非連続脳波部分の群発間間隔が延長した状態を軽度，連続性脳波の占める割合が減少した状態を中等度，睡眠段階の分化が失われ連続性脳波が消失した状態を高度と判定する（図III 8, p.114）．

実際には，群発間間隔の延長と連続性の低下が同時に現れることが多く，どちらか単独の所見のみ観察される場合には慎重な判定を要する．

修正齢が低いほど生理的に非連続性が強く，群発間間隔が長い（図III 9, p.115）．修正30週未満では睡眠周期も不明確であり，特に修正26週以前の超早産では，連続性の評価が困難であることも多い．定量的評価の基準は確立していないが，めやすを表III 3（p.115）にあげる．

2. 速波成分の減少

脳波活動低下に伴い，高振幅徐波に伴って出現する律動的アルファ波・ベータ波（brush）や，修正齢に特異的な高振幅シータ波が消失する．修正30週以下の早産児では生理的にbrushの出現頻度が少ないので，速波成分の評価は律動的アルファ波と高振幅シータ波が主体となる．活動低下が強くなるにつれて，アルファ波・ベータ波の消失，ついでシータ波の消失が観察され，高度になるとデルタ波のみとなる（図III 10）．

3. 振幅の低下

振幅の低下は，おもにデルタ波の振幅で評価する（図III 11，表III 4）．

軽度低振幅は，デルタ波の最大振幅が修正30週未満で200 μV以下，30週以上では150 μV以下の状態を指す．高度低振幅はデルタ波の最大振幅が20〜50 μVの状態を指す．最大振幅が20 μV以下の低振幅脳波と平坦脳波を厳密に区別することは困難であり，臨床的にもあまり意味はない．

早産児における脳波活動低下の重症度分類

①連続性の低下，②速波の減衰，③振幅の低下，の3つの指標をまとめて，表III 5のように重症度を分類する．

活動低下所見が単独で出現することは少な

117

III 異常脳波

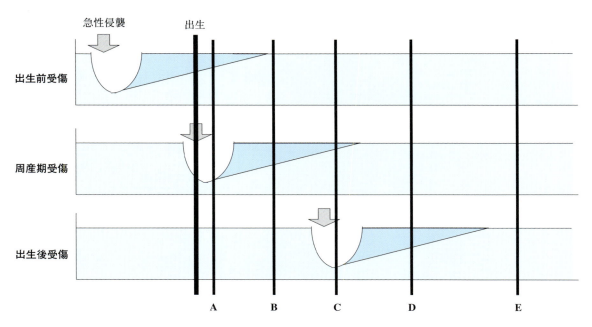

図III12 急性侵襲の発症時期と脳波記録のタイミング

出生前受傷の場合，出生後早期（A）に脳波を記録すると慢性期異常を認めるが，時間が経ってから（C～E）記録すると異常がわからないことがあり得る．周産期受傷の場合，出生後早期（A）に脳波を記録すると急性期異常のみを認めるが，少し遅れて（B）記録すると慢性期異常がみられ，出生前受傷との鑑別が困難になってしまう．出生後受傷の場合，出生後早期（A）の正常脳波を確認しないと出生後受傷であることが確認できない．また，脳侵襲の直後（C）に脳波を記録すれば急性期異常を確認でき受傷時期を推定できるが，不適切な時期（B・E）では異常を把握できないことがあり得る

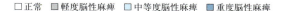
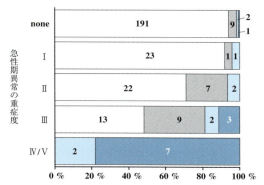

図III13 出生後1週以内の最も強い脳波活動低下と脳性麻痺の重症度

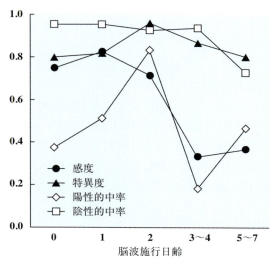

図III14 脳波の診断的意義と記録日齢

く，活動低下が強いほど複数の所見が合併する．この場合，最も強い活動低下所見の grade を採用する．

早産児脳波における早期検査時期と経時的脳波記録の重要性

早産児における脳損傷の特徴として，①受傷時期が一定しないこと，②受傷様式も一様でないこと，③出生後合併症による受傷もあり得ること，があげられる．急性期異常の重症度判定は，その極期で判定すべきである．したがって，出生直前で生じた急性侵襲による活動低下を評価するためには，生後早期に脳波記録を行うことが必要である（図Ⅲ 12）．

一方，出生後受傷を見逃さないためには，長期間にわたって経時的にくり返し脳波を記録する必要がある．検査時期が遅れると，急性期異常はすでに回復に向かい，慢性期異常が観察される．一方，出生前に胎内で受傷していた場合には，生後早期の脳波ですでに慢性期異常が観察される．

活動低下所見と予後との関連

急性侵襲に引き続く脳波活動低下の極期をとらえることができた場合は，活動低下の程度と予後との間に密接な関係を認める．早産児において，生後 1 週間以内に記録した脳波と転帰の関係を検討したところ，脳性麻痺の発症率は，活動低下なしで 2 %，最軽度活動低下で 3 % であったのに対し，軽度活動低下で 22 %，中等度活動低下で 47 %，高度ないし最高度活動低下では 100 % であった．脳性麻痺の重症度も脳波活動低下の重症度によく相関していた（図Ⅲ 13）．出生直前ないし出生時受傷と思われる早産児の初回脳波検査時期による検討では，日齢 1〜2 の脳波検査が最も予後判定に適していた（図Ⅲ 14）．

鎮静薬と活動低下所見

早産児においても全身管理や鎮痛のため鎮静薬が広く使われている．鎮静薬は早産児の脳波活動を低下させるため，脳波を評価する時には鎮静薬の使用の有無を念頭におく必要がある．われわれの経験でも，ミダゾラム，ペントバルビタール，モルヒネのいずれかの鎮静薬投与下で記録した脳波 31 記録のうち，16 記録（52 %）で活動低下所見を認めた．鎮静薬投与下においても，活動低下を認めた例は有意に予後が不良であった．

（深沢達也・丸山幸一・早川文雄）

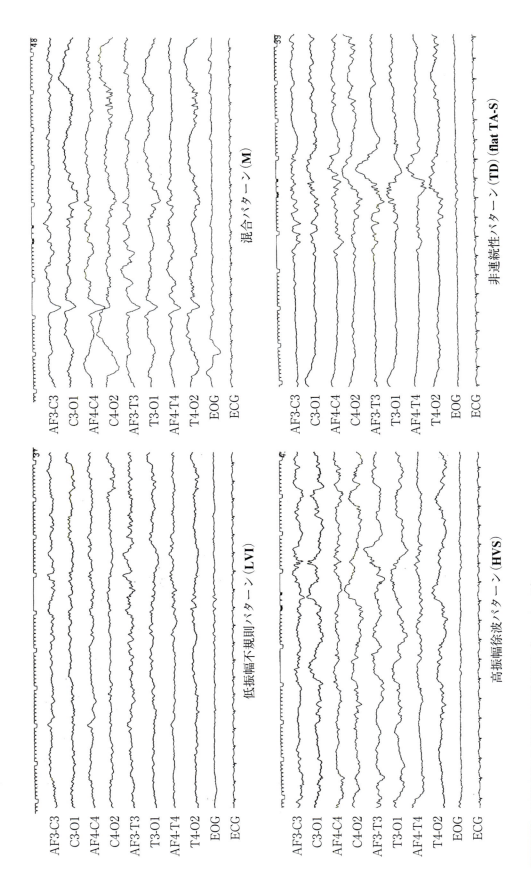

図Ⅲ15 正期産児の最軽度活動低下（grade Ⅰ）

7〜8 Hz の律動的シータ波がよく確認でき、brush や徐波が少なく、高振幅徐波パターン（HVS）を認めるため、脳波成熟度は修正 40 週相当であると判断できる。しかし、交代性を呈している部分の低振幅部分は本来持続的な活動を認めるはずだが、サンプルではほぼ平坦になっている。すなわち、交代性パターン（TA）が非連続性パターン（TD）へ変化している。これが、正期産児の最軽度活動低下所見である。

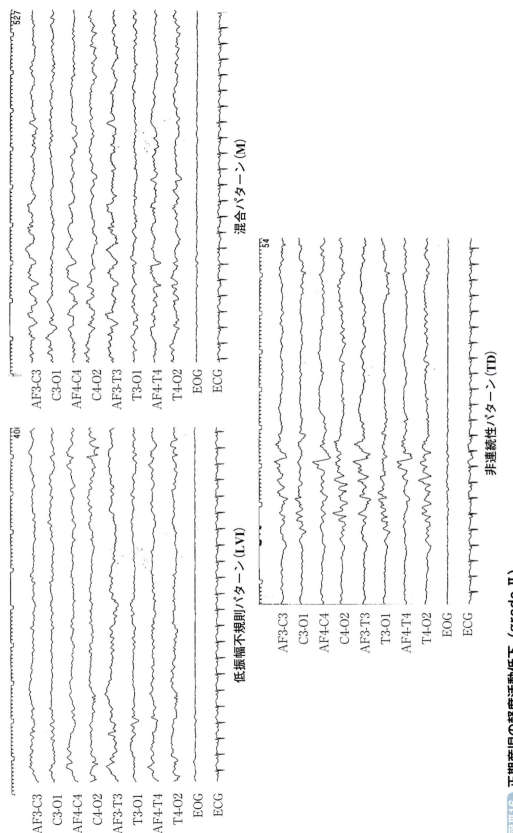

図Ⅲ16 正期産児の軽度活動低下（grade Ⅱ）

連続性パターンである低振幅不規則パターン（LVI）と混合パターン（M）には7〜8 Hzの律動的シータ波を認めるが，Mの徐波の連続性がやや不良である．また，LVIのシータ波も減少し，平坦に近い部分が増加している．記録を通じて高振幅徐波パターン（HVS）を確認できず，静睡眠時は非連続性パターン（TD）のみになっている．また，TDのburstも振幅がやや低下し，持続も短くなっている．正期産児の軽度活動低下である．

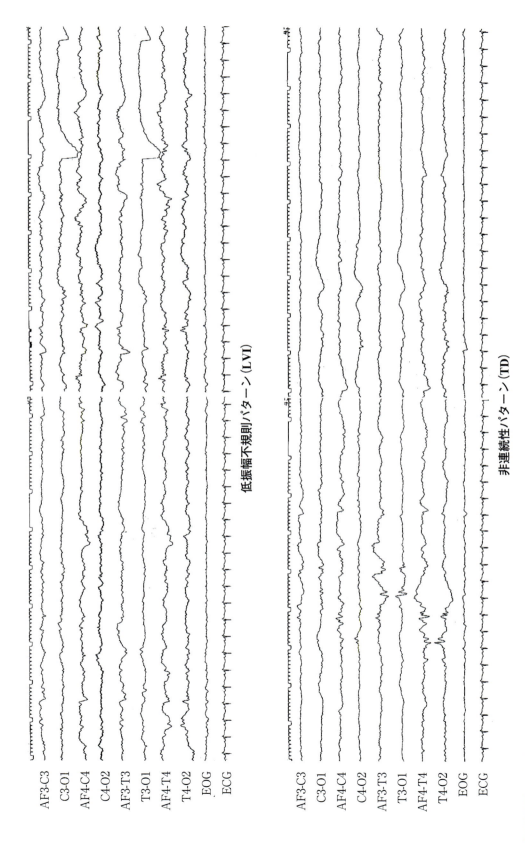

図Ⅲ17　正期産児の中等度活動低下（grade Ⅲ）

混合パターン（M）も消失し，脳波としては低振幅不規則パターン（LVI）と非連続性パターン（TD）のみを認めるのが中等度活動低下である。睡眠段階と脳波パターンとの関係も崩れ，静睡眠でLVIを認めたり，動睡眠でTDが出現したりする。LVIではシータ波が明らかに減少し，しばしば平坦に近い部分がみられる。TDでは群発間間隔が明らかに延長し，burst部分の持続は短縮する。高度活動低下であるLVIが残存している，連続性パターンであるか否かである。

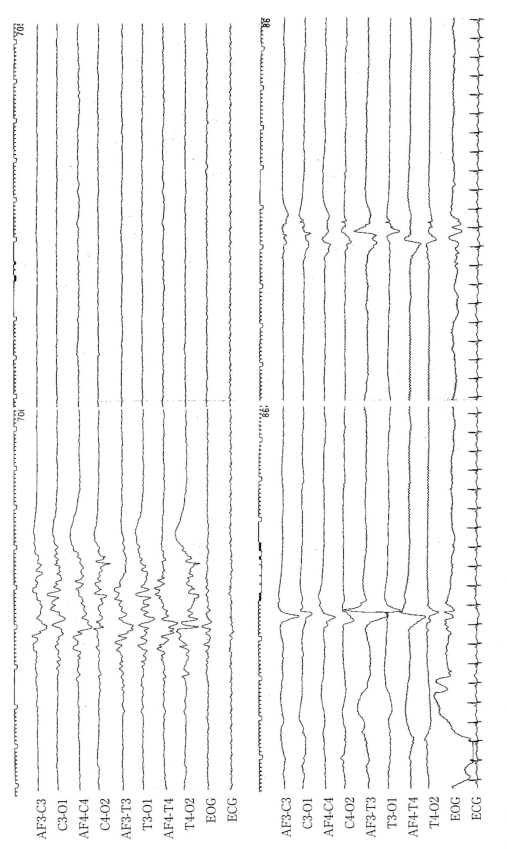

図Ⅲ18　正期産児の高度活動低下（grade Ⅳ）

連続性脳波パターンが消失し，非連続性パターン（TD）のみになったものが高度活動低下であり，いわゆる burst-suppression パターンである．わずかに出現する burst 部分の持続は短く，波形も非生理的である．また，刺激によってもこの所見は変化しない．

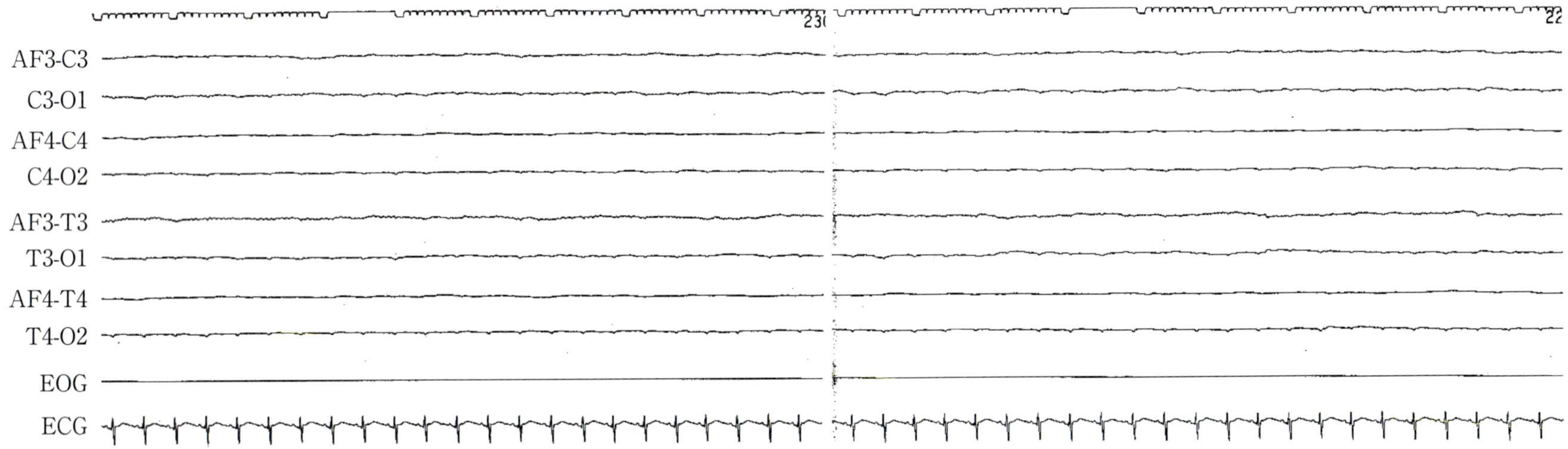

図Ⅲ19 ▶ 正期産児の最高度活動低下（grade V）

長時間記録しても、平坦脳波（F）とわずかな低振幅活動しかみられないものが、最高度活動低下である。この所見を認めた場合には、刺激による変化の有無を確かめる必要がある。

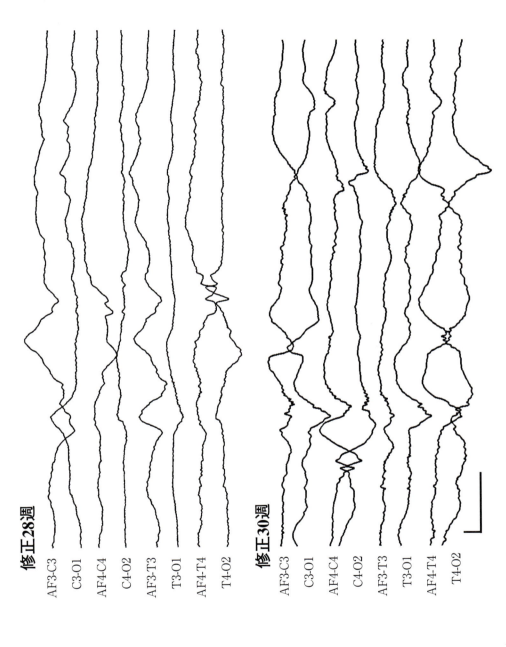

図Ⅲ20 早産児の最軽度活動低下（grade Ⅰ）

上段は修正28週の脳波である。徐波の振幅は300 μV程度であり、修正齢相当である。しかし、徐波に重畳する速波成分がみられず、連続性も保たれている。のっぺりとした印象の脳波記録である。下段は修正30週の脳波である。こちらも修正齢相当の1 Hz、200～300 μV程度の徐波が連続して出現しており、連続性および振幅の低下は認めない。しかし、速波成分が減少してのっぺりした徐波が連続している。

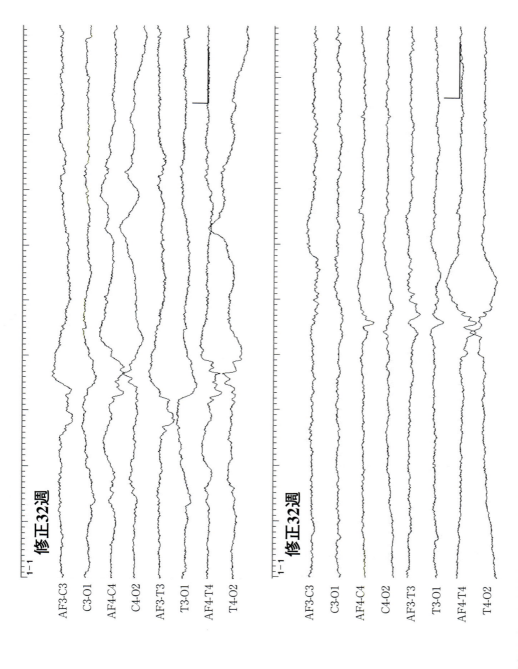

図Ⅲ21　早産児の軽度活動低下（grade Ⅱ）

修正 32 週の児の脳波である．上段の連続性パターンでは連続する脳波活動が残存し，下段の非連続性パターン（TD）と明瞭に区別することができる．しかし，徐波の振幅は 100 μV 程度のものが多く，150 μV を超えるものはない．

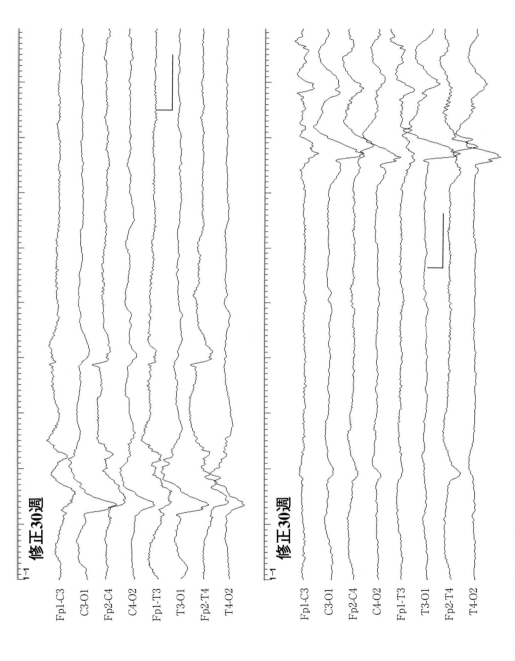

図Ⅲ22 早産児の中等度活動低下（grade Ⅲ）

修正30週の児の脳波である．連続性パターンが辛うじて残存しているが，脳波活動の持続が短く，20秒以上持続する連続脳波は明らかに30％未満である．一方，徐波の振幅はやや低下しているものの，200 μVのものが残存している．一般に，中等度活動低下の場合には程度の差はあるものの，徐波の振幅低下を伴う．

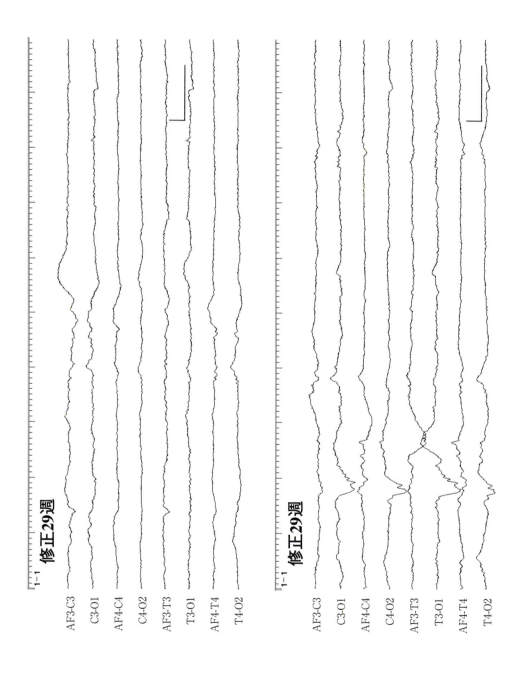

図Ⅲ23 早産児の高度活動低下（grade Ⅳ）

修正 29 週の児の脳波である．連続性脳波パターンが消失しており，いわゆる burst-suppression パターンである．わずかに出現する burst 部分の持続は極めて短く，徐波も明らかに低振幅である．刺激によってこの所見は変化しない．

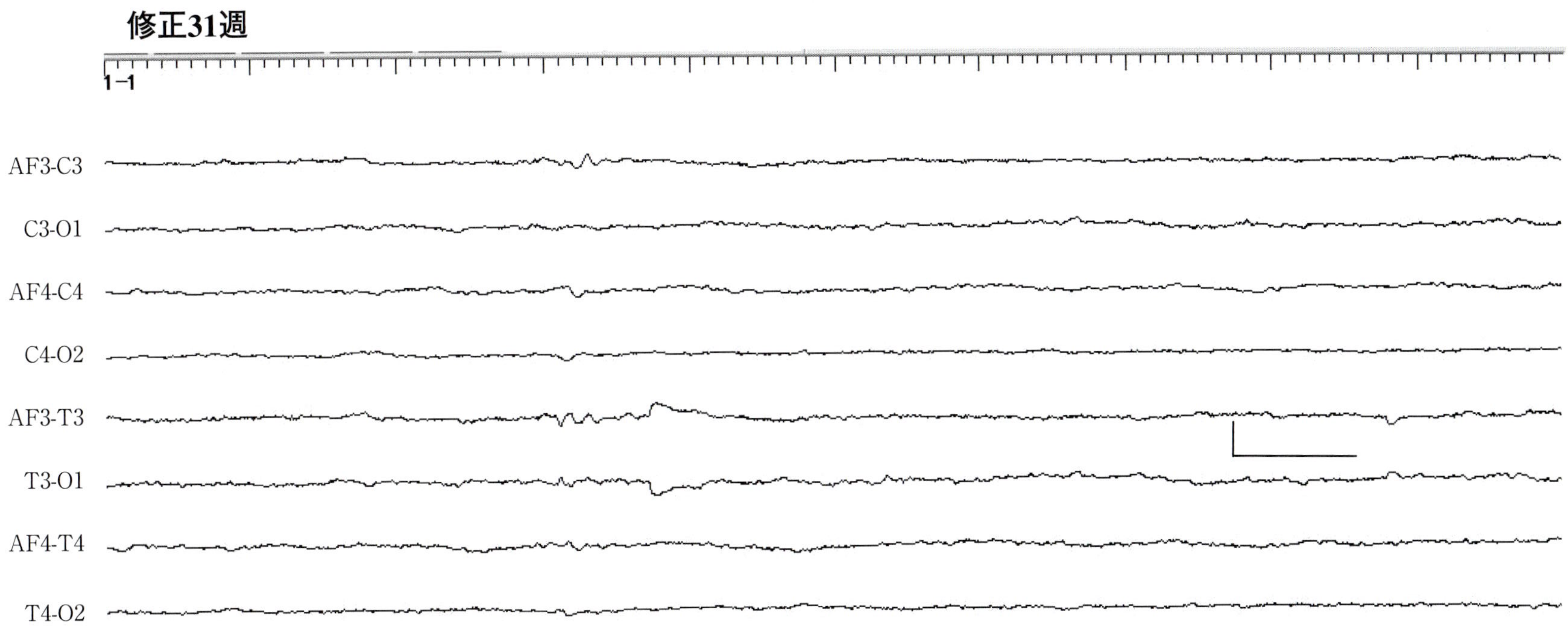
修正31週
1-1
AF3-C3
C3-O1
AF4-C4
C4-O2
AF3-T3
T3-O1
AF4-T4
T4-O2

図Ⅲ24 早産児の最高度活動低下（grade V）

修正 31 週の児の脳波である．正期産児と同様に，長時間記録しても平坦脳波かわずかな低振幅活動しかみられないものが，最高度活動低下である．この所見を認めた場合には，刺激による変化の有無を確かめる必要がある．

C 慢性期異常

慢性期の異常脳波所見

慢性期の異常脳波所見は以下の3つである．
① disorganized pattern
② dysmature pattern
③ dysmorphic pattern

disorganized pattern は生理的な脳波構成要素の変形と定義され，特にデルタ波の変形や異常鋭波の出現が特徴的である．脳室周囲出血性梗塞や脳室周囲白質軟化症などの深部白質障害を反映する異常で，将来の痙性麻痺の予測につながる所見である．

dysmature pattern は未熟な脳波パターンの残存と定義され，胎内環境の不良あるいは出生後の低栄養などによる脳成熟の遅延を反映する異常である．将来の知的障害（知的発達症）につながる所見といえる．

dysmorphic pattern は生理的にはみられることのない異常パターンの出現と定義され，先天奇形症候群などの脳形成異常を反映する異常といえる．

早産児において，慢性期脳波異常と神経学的予後は図Ⅲ25のように明白な関係を認める．すなわち，慢性期脳波異常を認めない児の88％は正常予後であり，重度 disorganized pattern の100％，軽度 disorganized pattern の47％が脳性麻痺を呈した．一方，dysmature pattern を呈した児では脳性麻痺が11％のみであったが，知的境界発達と知的障害（知的発達症）を含めて67％が精神発達に問題を認めた．つまり，disorganized pattern は脳性麻痺を，dysmature pattern は知的障害（知的発達症）を懸念させる異常所見であると考えられる．

disorganized pattern は脳室周囲白質軟化症の症例では日齢4〜13に最も多くの例で認められ，生後2か月以降ではほとんどみられなくなる．dysmature pattern は低栄養などにより脳波成熟が停止した時期以降は所見が継続して認められ，dysmorphic pattern は検査時期にかかわらず認められる．慢性期異常の所見も，検査時期を意識して解釈する必要がある．

（深沢達也・丸山幸一・早川文雄）

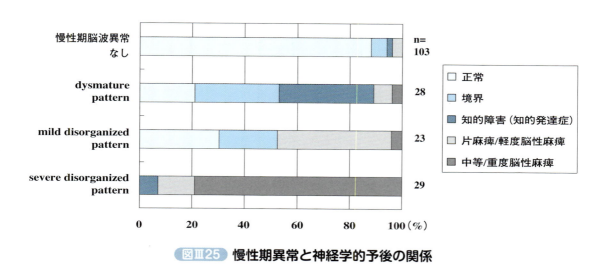

図Ⅲ25 慢性期異常と神経学的予後の関係

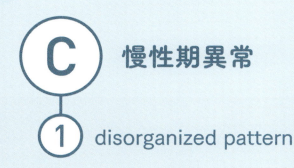

C 慢性期異常

1 disorganized pattern

　disorganized pattern は生理的脳波構成要素の変形と定義され，おもな所見は以下のとおりである．
①デルタ波の変形
②異常鋭波
③ mechanical brush
さらに，異常鋭波はその出現部位により以下のように分類できる．
ⅰ) frontal abnormal sharp waves：前頭部に出現する陽性鋭波
ⅱ) positive rolandic sharp waves：中心部に出現する陽性鋭波
ⅲ) occipital abnormal sharp waves：後頭部に出現する陰性鋭波
　disorganized pattern の本質は，デルタ波を中心とした脳波構成要素の変形で，変形の原因は異常波形の挿入によるものといえる．挿入される異常波形のおもなものは，positive rolandic sharp waves を含む異常鋭波や mechanical brush であり，これらの異常波形は深部白質損傷による大脳投射系の伝播異常が原因と推測される．

〈深沢達也・加藤　徹・早川文雄〉

判読のポイント 3：disorganized pattern

　週数特異的なデルタ波の周波数，振幅，形態に慣れたら，次にこれらのデルタ波に先行する波形に着目していただきたい．例えば，後頭部に出現する生理的デルタ波は，いったんなだらかな陰性波（下向き）を形成した後に特徴的デルタ波に移行する．また，デルタ波の上行脚に重畳する生理的 brush は低振幅で丸みをもつことが多い（図-A）．一方で，disorganized pattern では，abnormal sharp のために，突然の陰性波（ときに，わずかな陽性波（上向き）が先行する）から陽性のデルタ波に移行する．brush も高振幅で先鋭な形態を示す（図-B）．普段から正常脳波を判読する時に，デルタ波の先行部分に注意をはらうとよい．

図　　　　　A：生理的デルタ波　　　　　　　　B：異常鋭波を伴うデルタ波

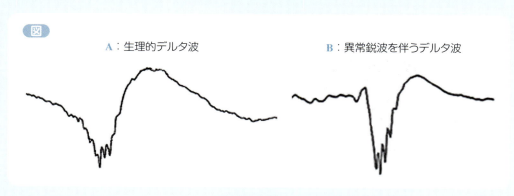

（城所博之）

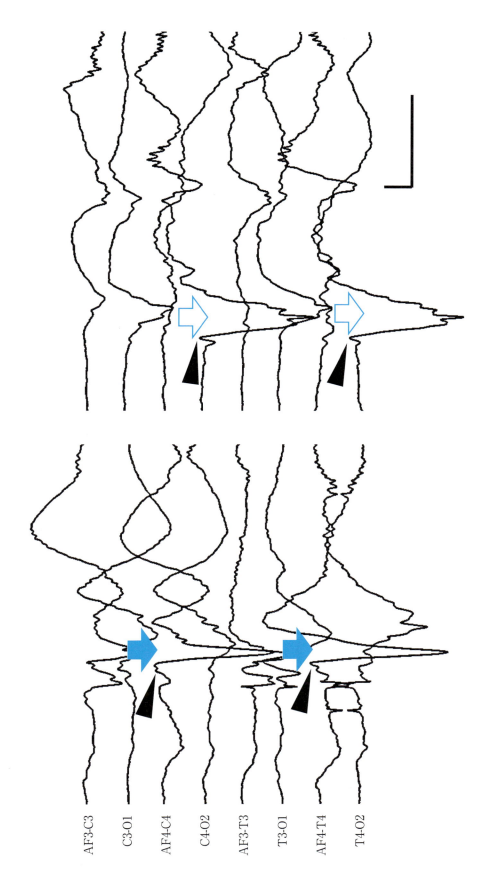

図Ⅲ26 異常鋭波

disorganized patternは徐波などの溝成成分の変形と定義されるが，変形の原因は異常な高振幅波形（主として鋭波）が出現して徐波に干渉するためと考えられる．⬆部分のように前頭部から出現する陽性（下向き）鋭波や，⇨部分のように後頭部から出現する陰性（下向き）鋭波は生理的にはみられることはなく，それぞれfrontal abnormal sharp waves, occipital abnormal sharp wavesとよぶ．いずれも直前に◀部分のように小さい上向きの棘波成分を伴うことが多く，判読の際の手がかりとなる．

133

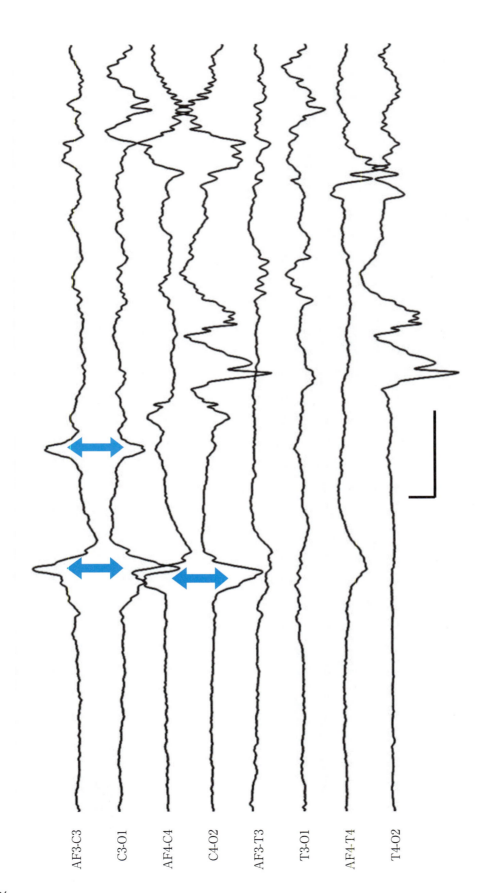

図Ⅲ27 中心部陽性鋭波（1）

中心部に出現する．単発の陽性鋭波を中心部陽性鋭波〈positive rolandic sharp waves：PRS（↔）〉とよぶ．PRSは早産児の脳波で最初に異常波と認識された歴史的な波形である．脳室周囲出血性梗塞や脳室周囲白質軟化症などの深部白質病変を反映する所見と考えられており，乳児期以降にみられるてんかん性の突発波としての鋭波と比べると形態が鈍である．

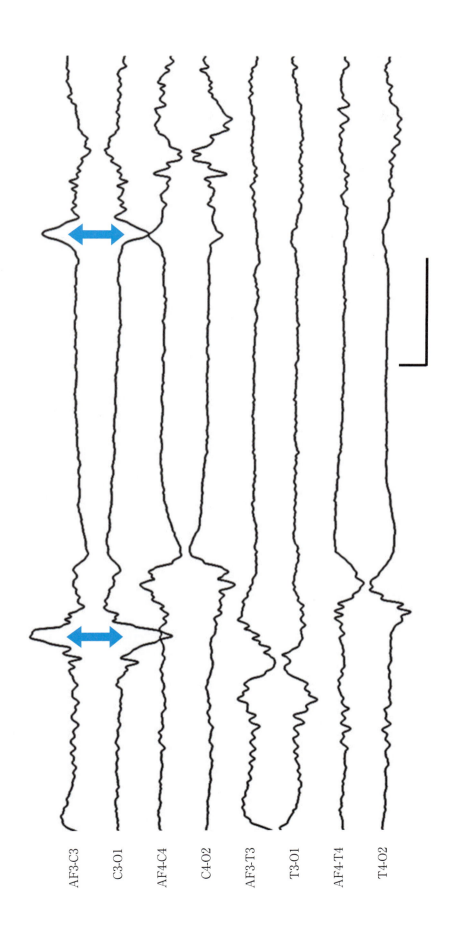

図Ⅲ28 中心部陽性鋭波（2）

名古屋大学方式のモンタージュでは左右の中心部はそれぞれ1～2番目および3～4番目の誘導で位相が逆転するため，中心部陽性鋭波は外側に突出するようにみえる（⇔）．これはアーチファクトとしては出にくい波形であり，この波形がみられたら中枢神経の評価を慎重に行う必要がある．形態がユニークなため認識しやすい．重度の白質障害を示唆する所見であり，この波形がみ

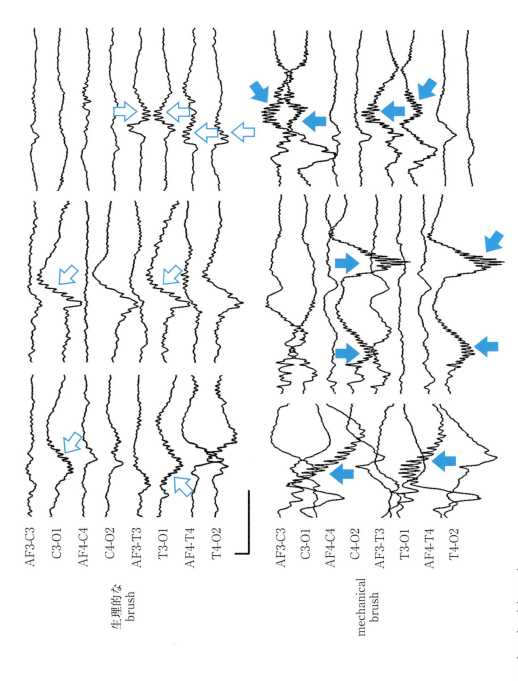

図Ⅲ29 **mechanical brush**

生理的なbrushとmechanical brushを示す．生理的なbrushは律動的で丸みを帯びているのが特徴である（⇦）．これに対して，disorganized patternでみられる病的なmechanical brush（⬅）は失鋭で，きれいに揃った振幅の漸増・漸減がみられ，歯車を連想させるような機械的直線が主体である．

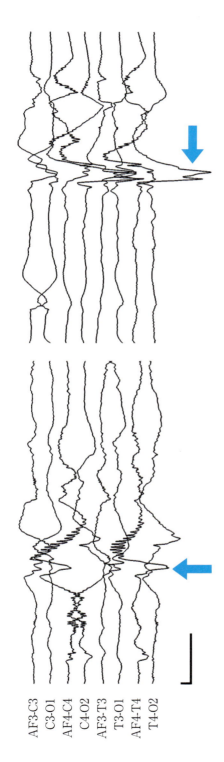
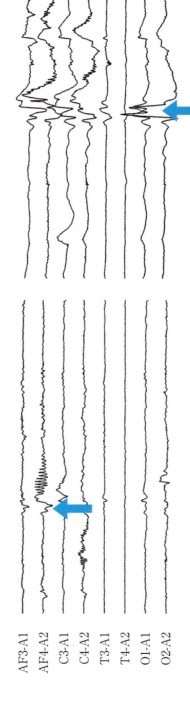

リモンタージュ・リフィルタリング前の disorganized pattern（時定数 0.3 秒）

リモンタージュ・リフィルタリング後の disorganized pattern（時定数 0.1 秒）

図Ⅲ30 リフィルタリングでみる disorganized pattern

disorganized pattern を認識した当初は，徐波などの背景活動の変形と定義はしたものの，なぜ変形するのかは不明であった．しかし，デジタル脳波計を用いて基準導出法にリモンタージュし，時定数を 0.1 秒に設定して徐波を消去したところ，disorganized pattern には異常な鋭波（前頭部および中心部は陽性，後頭部は陰性）がみられていることが明瞭に認識できるようになった（↑）．abnormal sharp waves と記載したものであるが，これらが生理的な徐波に干渉した結果が，われわれのみていた「変形」であった．

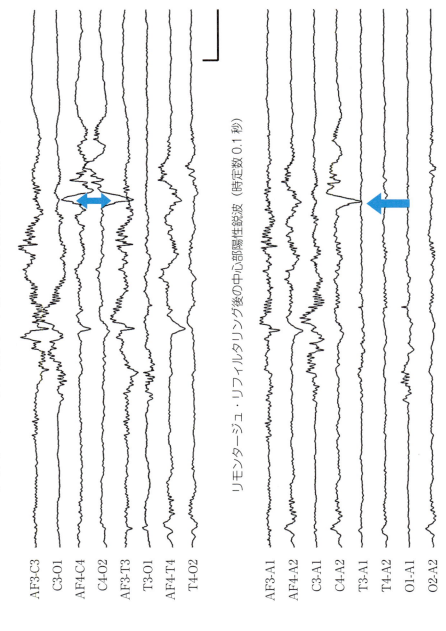

図Ⅲ31 リフィルタリングでみる中心部陽性鋭波

中心部陽性鋭波（PRS）は早産児の深部白質損傷を反映する波形だが、その特徴的な形態から認識は比較的容易である。基準導出法にリモンタージュし、時定数を0.1秒に設定して徐波を消去すると、PRSがより明瞭に認識できる（↑）。PRSは背景活動に急性期異常として抑制がみられるうちに出現することが多いので、比較的背景活動から突出していて認識しやすい。しかし、背景活動が回復してからだと、背景に埋没してわかりにくくなることもある。こういった場合にもリモンタージュ・リフィルタリングは威力を発揮する。

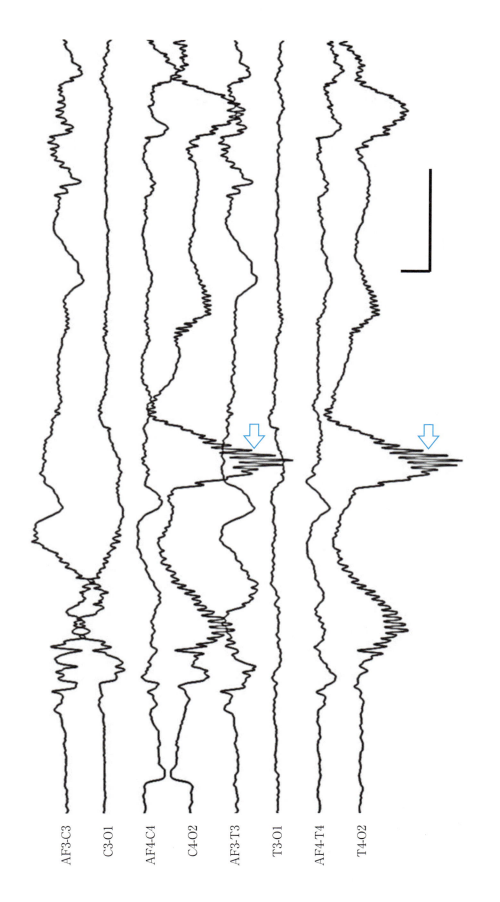

図Ⅲ32　修正 32 週の disorganized pattern

修正32週のdisorganized patternを呈している高振幅徐波パターン (323) の脳波である．活動性の低下はないが，失鋭できれいに揃った振幅の漸増・漸減がみられ，歯車を連想させるような形態を示すmechanical brush (⇨) がみられる．このように，mechanical brushは陽性徐波の上行脚で認められることが多い．

139

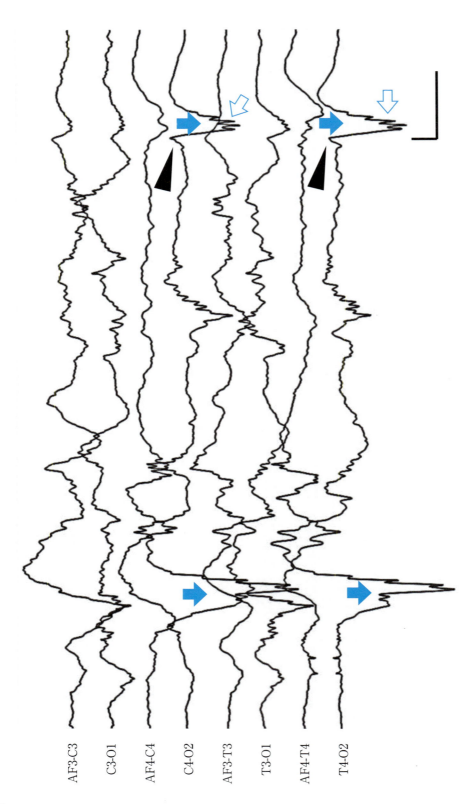

図Ⅲ33 修正30週のdisorganized pattern (1)

修正30週のdisorganized patternを呈している高振幅徐波パターン（303）の脳波である。早産児の脳室周囲白質軟化症などの児に典型的にみられる所見である。部分は右後頭部から出現するoccipital abnormal sharp wavesであり、これらが挿入されることにより本来はお椀型をした徐波に特有の変形が認められる。また、部分のbrushは先が尖っておりmechanical brushといえる変形を認める。これらのような変形を認める脳波所見をdisorganized patternと判定する。occipital abnormal sharp wavesは、▲部分のように小さく上向きの棘波成分を伴うことが多く、判読の際の手がかりとなる。大きく下向きに切れ込む直前に、

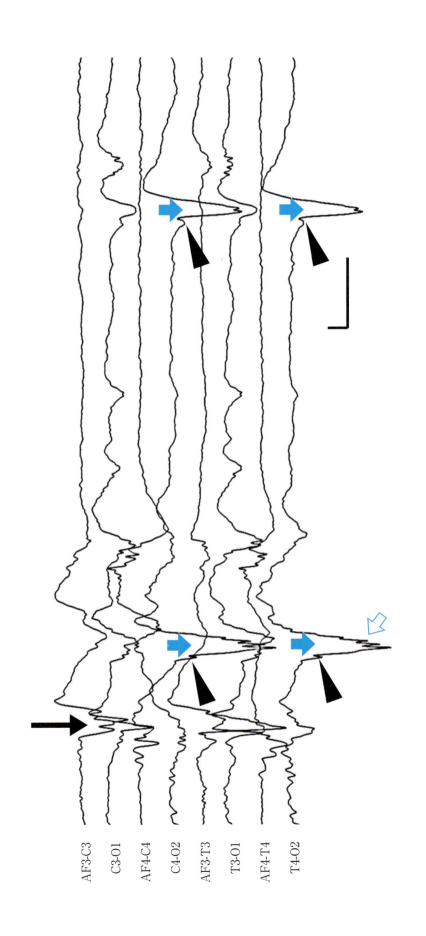

図Ⅲ34　修正30週の disorganized pattern (2)

修正30週の高振幅徐波パターン (303) に該当する脳波で, 典型的な disorganized pattern である. ⬆部分に occipital abnormal sharp waves, →に frontal abnormal sharp waves, ⇦部分に mechanical brush を認める. occipital abnormal sharp waves は, 大きく下向きに切れ込む直前に, ▲部分のように小さい上向きの棘波成分を伴うことが多く, 判読の際の手がかりとなる. これらの変形は深部白質の寸断が原因であろうと推測されている.

141

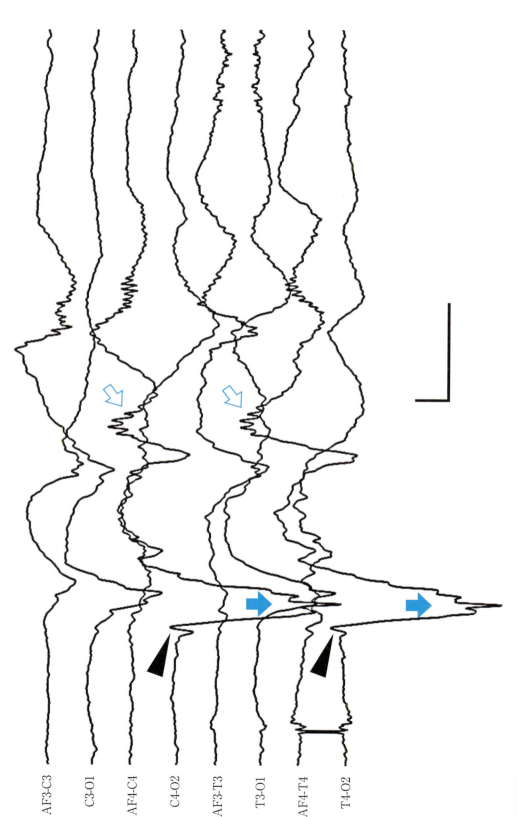

図Ⅲ35 修正28週の disorganized pattern (1)

修正28週の disorganized pattern を呈している非連続性パターン（287）の脳波である。右後頭部から陰性の occipital abnormal sharp waves（➡）がみられ，尖鋭に変形した mechanical brush（⇨）もみられる。occipital abnormal sharp waves の直前には上向きの小棘波（▲）がみられる。

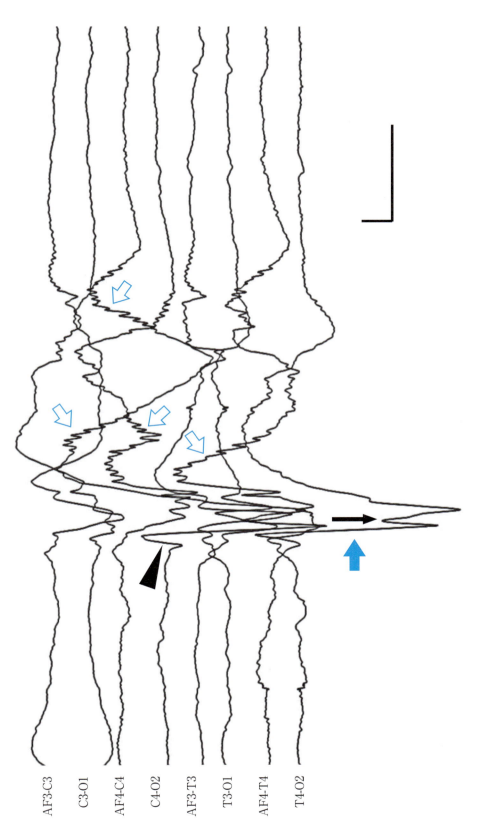

図皿36 修正28週の disorganized pattern (2)

修正28週の disorganized pattern を呈している非連続性パターン (287) の脳波である。右後頭部から陰性の occipital abnormal sharp waves (↑) がみられ、尖鋭に変形した mechanical brush (⇦) もみられる。occipital abnormal sharp waves の直前には上向きの小棘波 (▲) がみられる。この図で示している occipital abnormal sharp waves (↑) の底部には、その中に上向きの鋭波 (→) が含まれているかのように変形している。このように abnormal sharp waves はきれいな鋭波ではなく、形態が乱れていることもある。

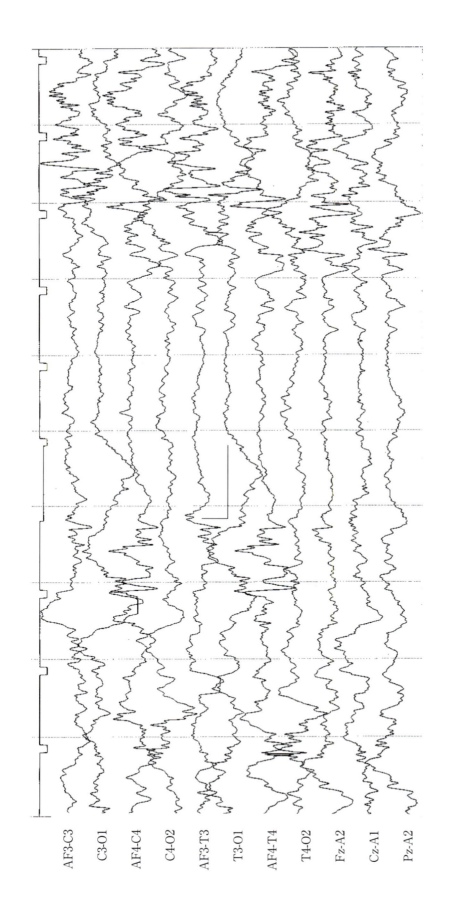

図Ⅲ37 修正40週のdisorganized pattern

修正40週の交代性パターン（407，図Ⅱ35）に該当する脳波である．全体の印象として速波成分が多いが，生理的brushとは異なる．速波の性状は不規則で棘波成分を混じており，生理的波形とは考えにくい．速波成分が多いことをdysmaturityと考えると，交代性パターン（TA）の低振幅部分の延長や低振幅化はみられず，徐波も多型性や大きさに問題はないが，個々が変形している．40週になるとdysmorphic patternとの判別が難しくなるが，以前にはもっと典型的なdisorganized patternを呈していた早産児が，40週になるとこういったパターンを呈する．矛盾する．

C ② dysmature pattern

　dysmature patternは，未熟な脳波パターンの残存と定義される．波形自体は生理的なもの，あるいはそれに近いものであるが，修正週数に不相応な未熟な脳波パターンが挿入される異常である．すなわち，修正齢が成熟しているにもかかわらず，その修正齢どおりの脳波パターンが認められず，より未熟な修正齢のパターンが多くを占めている時に，dysmature patternと判定する．
　おもな所見は以下のとおりである．
①未熟な高振幅徐波（デルタ波）の残存
②未熟な transients の残存
③未熟な連続性
④交代性パターン（TA）における群発間間隔（IBI）の延長
⑤未熟な静・動睡眠におけるパラメータの不一致
　この中で最も重要な所見は，修正齢の成熟に伴って徐波が小さくなってくるという生理的脳波の成熟現象が不十分で，未熟なデルタ波が残存することと思われる．
　修正齢と脳波の週齢に3～4週間以上の解離がある状態を severe dysmature pattern とよび，2週程度の遅れは mild dysmature pattern とよぶ．2週程度の遅れがみられても，予定日（修正40週）までに脳波の成熟が追いついてしまえば予後に影響することはほとんどないが，3～4週以上の遅れは問題であり，将来の知的な発達に懸念が残る．こういった脳波成熟の遅れの原因のひとつとして，超早産児期の低栄養の関与が推察されている．

〈深沢達也・加藤　徹・早川文雄〉

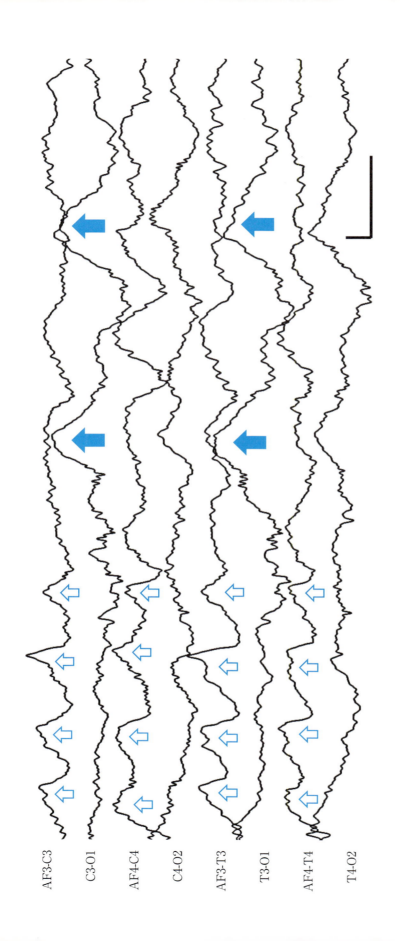

図Ⅲ38 修正40週のdysmature pattern (1)

修正40週の混合パターン（M）である．正期産児でみられるtransientsであるが，bi-frontal slow bursts（⇧）が認められるが，➡部分には200〜250 μV，1 Hz程度で，修正32〜34週でみられるような未熟な徐波が混入している．このように，要素的に未熟な活動が挿入されるのがdysmature patternの特徴である．修正週齢と脳波週齢に2週以上の解離がある状態をdysmature patternとする．

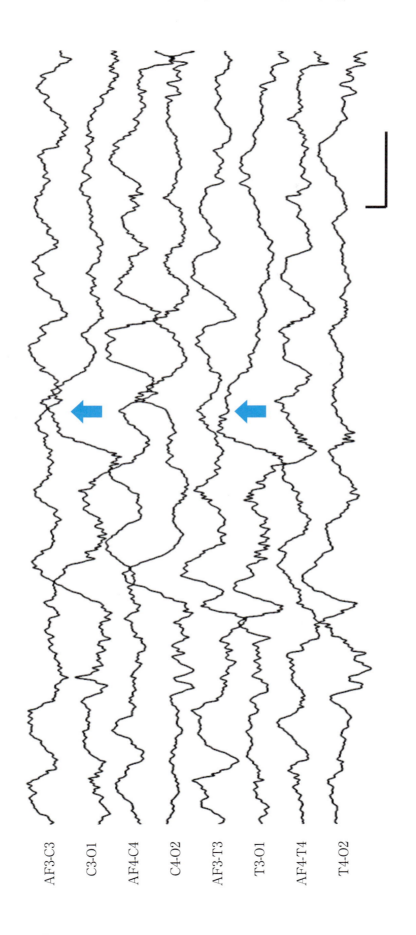

図Ⅲ39 修正40週のdysmature pattern (2)

図Ⅲ38と同一症例の修正40週の高振幅徐波パターン（HVS）である．brushはほとんど認められず，100 μV，1.5〜2.0 Hz程度の徐波が主体だが，⬆のように200〜250 μV，1 Hz程度で修正32〜34週相当の単調な徐波が混入する．このように，要素的に未熟な活動が挿入されるのがdysmature patternの特徴である．

147

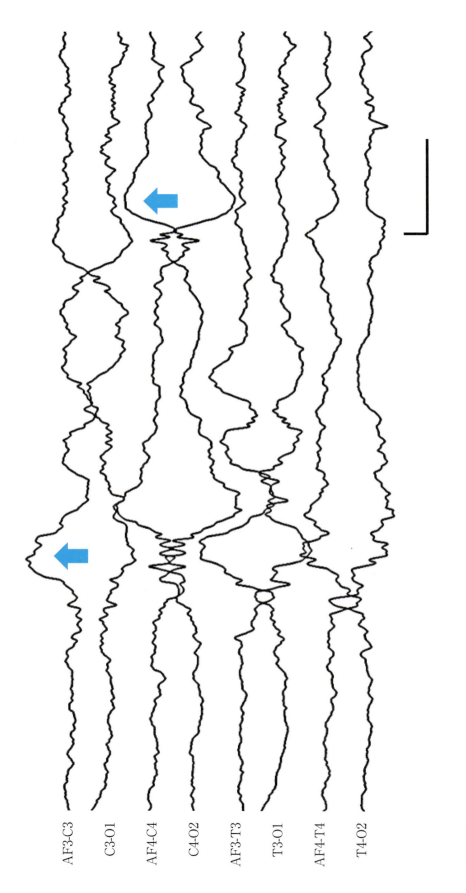

図Ⅲ40 **修正 40 週の dysmature pattern (3)**

図Ⅲ 38, 図Ⅲ 39 と同一症例の修正 40 週の交代性パターン (TA) である. 高振幅部分は修正 32〜34 週相当の単調な徐波が目立ち, コードにあてはめると 327 や 347 に相当するが, 低振幅部分は平坦ではなく活動が認められ, このコードには合致しない. このように要素的な成熟遅延を認めるのが典型的な dysmature pattern である.

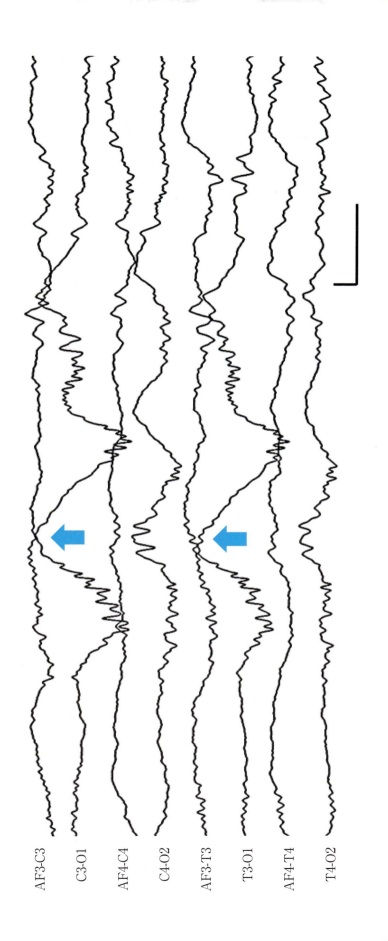

図Ⅲ41 修正34週のdysmature pattern

修正34週の高振幅徐波パターン (343) に該当する脳波である．背景活動には修正34週として矛盾しないようなbrushが認められるが，➡のように300〜350 μV，0.5 Hz程度の，修正28週程度でみられるような徐波が混入する．このように要素的に未熟な活動が挿入されるのがdysmature patternの特徴である．

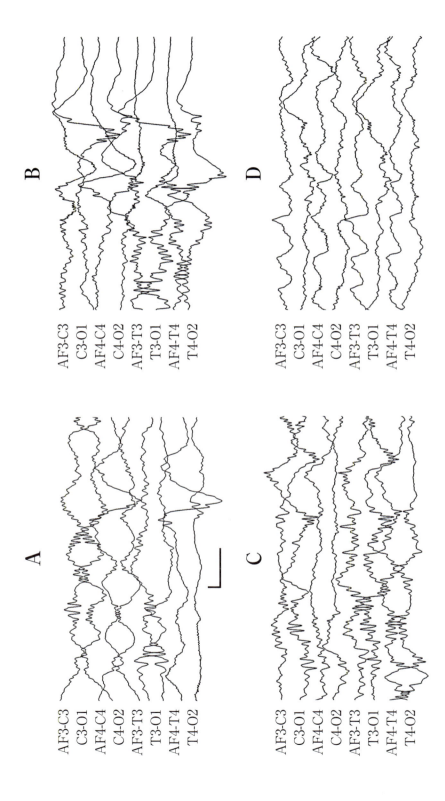

図Ⅲ42 脳波成熟遅延と dysmature pattern

A：修正 28 週の記録．週数相当の所見である．
B：修正 32 週の記録．高振幅徐波は依然として大きく 28 週相当である．修正 28～32 週までの 4 週間，消化管疾患のため経腸栄養が行えず，重度の体重増加不良を認めていた．この間脳成熟もほとんど得られていなかったことが示唆される所見である．
C：修正 36 週の記録．徐波は 200～250 μV，1 Hz 程度と大きく，brush も豊富に認められる．30～32 週相当の所見であり，severe dysmature pattern と考えられる．
D：修正 40 週の記録．frontal slow bursts が認められるが，徐波は大きく，36 週相当の所見である．やはり severe dysmature pattern と考えられる．
このように，出生後早期から脳波の経過を追うと，ある時期に脳波成熟の停止がみられ，その結果としての dysmature pattern が新生児期後期まで認められる，といったパターンが多い．このような dysmature pattern を呈する児には，将来の知的障害（知的発達症）の懸念がある．

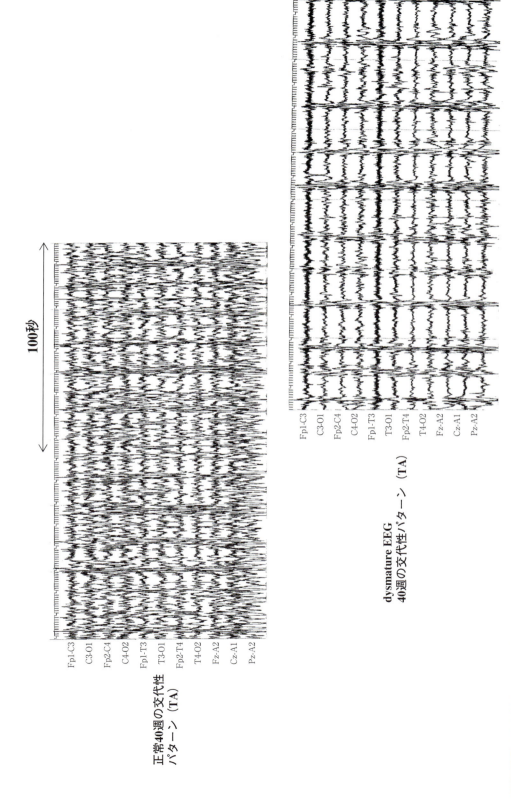

図Ⅲ43 圧縮脳波でみる dysmature pattern

修正40週の交代性パターン（TA）について，圧縮脳波をみたものである．上段の正常の40週に比べ，右下段の dysmature pattern の脳波では群発間間隔（IBI）が修正正齢に不相応に延長（15〜20秒）していることがわかる．

total asphyxia の脳波活動の驚き

　早産児でなく，正期産児の脳波活動でも急激な変化に驚かされることがある．

　在胎 38 週，出生体重 3,022 g，Apgar score 2 点（1 分）4 点（5 分）の仮死出生児について紹介する．この児は母体からの出生前日に胎動が消失したという訴えによって緊急帝王切開術が施行され出生したが，分娩監視装置に明らかな異常を認めなかった．

　出生直後は蘇生に反応して微弱な体動が観察されたあと無動になり，呼吸もしゃっくり様の不規則呼吸で SpO_2 も上昇しないので，人工呼吸管理となった．出生時のアシドーシスは強かったものの，メイロン®の補正を 1 回行っただけで正常に復した．

　出生した日に脳波検査を施行したところ，案の定，平坦脳波であった．臨床的にはいかにも重篤な仮死児であり，大脳の広汎な異常と脳波活動の回復遅延を予想した．しかし児は数時間後から活発に四肢を動かすようになり，脳波も翌日には正常パターンに回復していた．CT や MRI にも明らかな画像異常は認められず，脳波はそのあと一度も異常所見を呈することがなかった．

　児は眼球運動障害と顔面神経麻痺，低緊張型の非定型四肢麻痺を呈し，total asphyxia による脳幹障害と診断した．大脳はよく保たれたらしく，画像異常なく，意思疎通が可能で，知的レベルもさほど低くはなさそうである．

　total asphyxia は，強い低酸素虚血が短時間だけ襲来することによって脳幹や視床だけに損傷が生じるとされる．出生直後の脳波活動は強度の侵襲であったことを反映して平坦であったが，侵襲が短時間であったことを反映して，翌日には活動低下が消失していた．こういった日単位での脳波変化があることを想定し，できるだけ早くに脳波記録を施行することが重要である．この児にとって，出生翌日にはじめて脳波が記録されていたとしたら，total asphyxia では脳波異常が生じないという，誤った推論が立てられてしまいかねない．したがって，このようなケースの病態を見逃さないため，脳波活動のモニター化が必要である．

（早川文雄）

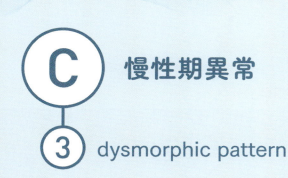

C 慢性期異常

③ dysmorphic pattern

　dysmorphic patternは，生理的にはみられることのない異常パターンの出現と定義される．disorganized patternを背景脳波活動の変形，dysmature patternを脳波の成熟遅延と定義しているのに対し，それらのいずれでもない慢性期異常を総括してdysmorphic pattern（その他の異常）と分類する．

　具体的には，①生理的にはどの週数でもみられることのない異常波形が出現する場合，②生理的波形が認められず週数を判定するのも困難な場合，③脳波活動に抑制のかかるような臨床経過でもないのに活動低下が認められる場合，などをdysmorphic patternと判定する．

〔深沢達也・加藤　徹・早川文雄〕

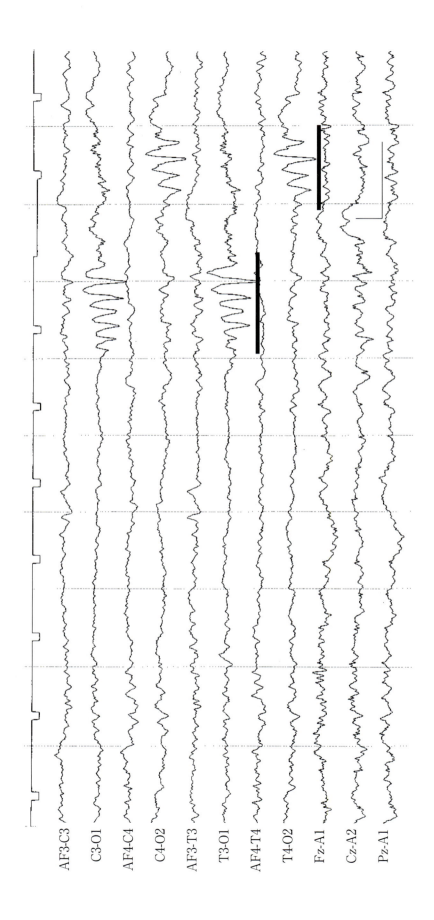

図Ⅲ44 dysmorphic pattern (1)

修正 40 週の低振幅不規則パターン (LVI) である。左右の後頭部から出現する一過性の律動的シータ群発（━）は、どの修正齢においても生理的には認められることのない transients といえる。このような非生理的な異常活動をみつけたら、睡眠周期（動睡眠と静睡眠がきちんと交互に現れているか）の確認、生理的波形による週数判定、そのほかに非生理的な波形はみられないか、などについて詳細に検討する必要がある。元来、脳の形成に何らかの問題があれば、その機能異常や形態異常を反映する異常波形が出現しても不思議ではなく、dysmorphic pattern と判定される。

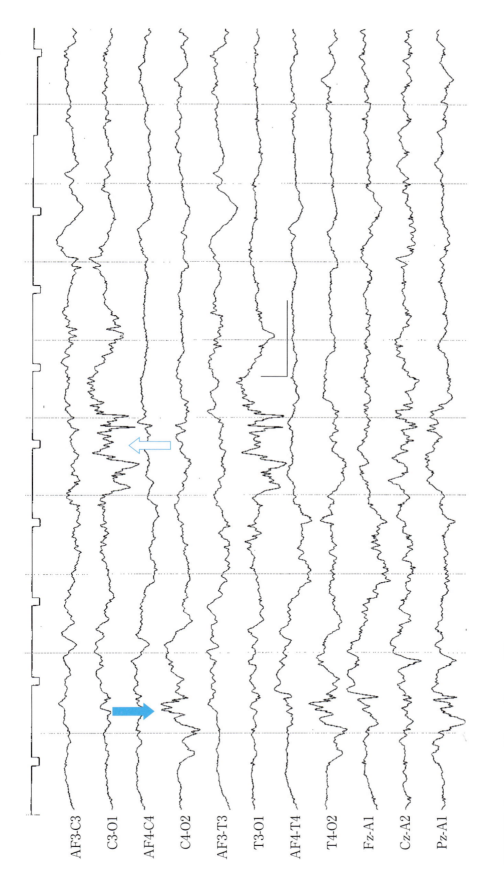

図Ⅲ45 ● dysmorphic pattern (2)

低振幅不規則パターン (LVI) とも、高振幅徐波パターン (HVS) ともいえない中途半端な振幅の活動が持続する。目立つのは左後頭部 (⇨) と右後頭部 (⬆) の速波群発であるが、これは brush にしては律動性に乏しく不規則で、「異常な速波成分の重畳」としか表現のしようがない非生理的活動である。これらを総合し、生理的な脳波活動が見受けられず、非生理的な波形の出現があるため、dysmorphic pattern と診断される。

155

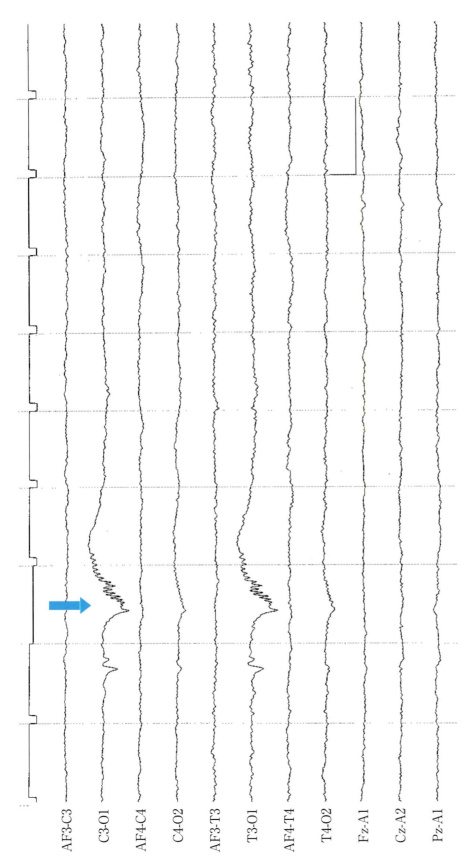

図Ⅲ46　dysmorphic pattern (3)

13トリソミー児の脳波である。低振幅の活動のうえに、→の活動がみられるのみである。→の活動は一見、brushを伴う単発の鋭波のようにもみえるが、brushおよび鋭波ともに生理的なものとは異なる。すなわちdysmorphic patternで、高度な活動低下が加わっている脳波といえる。この場合、脳波活動低下が先天異常に由来する脳機能低下によるものか、仮死など急性の侵襲による急性期異常によるものかは、残念ながら脳波パターンだけでは区別がつかず、児の全身状態をみて判断するしかない。また、頭皮の浮腫などにより脳波が低振幅化することもあり、局所の状態も考慮に入れる必要がある。

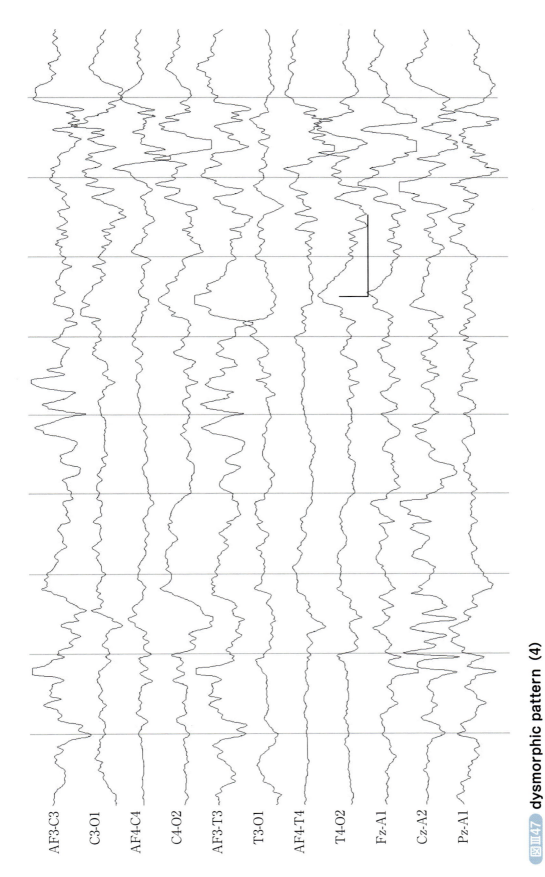

図Ⅲ47 dysmorphic pattern (4)

修正40週の脳波である．生理的にはどの修正齢にも合致しない不規則な鋭波，徐波，速波が豊富に出現する．左右非同期性も目立つ．dysmorphic pattern と診断する．

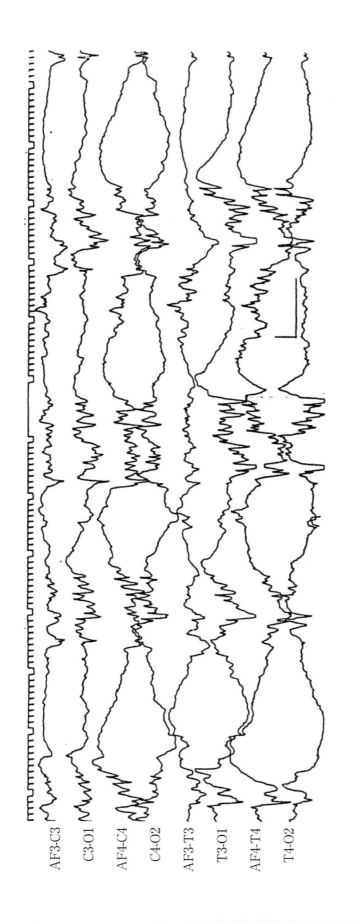

図Ⅲ48 dysmorphic pattern (5)

生理的にはどの修正齢にも合致しない不規則な速波, 徐波が豊富に出現する. 特に非生理的な速波活動が顕著である. dysmorphic pattern と診断する.

Ⅳ 新生児発作

A 新生児発作総論
　新生児発作と脳波所見

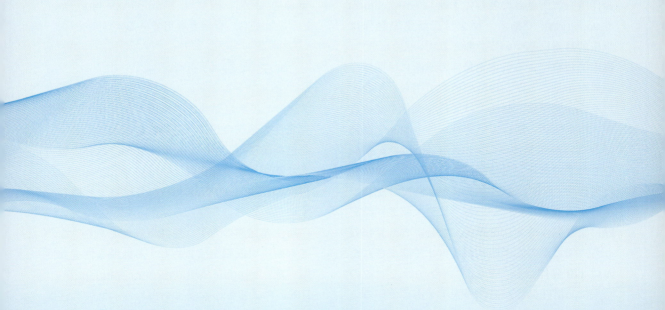

新生児発作総論

はじめに

　新生児発作（neonatal seizures）は，新生児の中枢神経障害の存在を示す重要な徴候である．したがって，その適切な診断や治療が重要である．後述するように，脳波は新生児発作の診断や治療効果判定において，決定的な役割を果たす．新生児発作では発作時脳波の判読が重要である．低体温療法の普及などに伴って新生児の脳波モニタリングの重要性が認識されるようになり，新生児発作時の脳波が記録されることも増えると思われる．発作時脳波の判読には，発作間歇期の判読とは異なる知識が必要である．

新生児発作の特殊性

　新生児発作の最も重要な特徴は，臨床症状と発作時脳波所見との著しい乖離（electro-clinical dissociation）である．従来は，新生児発作は臨床的観察に基づいて診断されていた．しかし，臨床的観察による新生児発作の診断には明確な限界があることが，複数の研究で明らかになった．新生児では，脳波では発作時変化を認めるが，臨床症状の観察ではそれに伴う症状を認識できない潜在発作（subclinical seizures）が極めて高率である．発作時脳波に基づいて診断した発作を，NICUのスタッフがどれだけ認識できたか調査した報告がある．ビデオ脳波同時記録により発作時変化を確認した合計526発作のうち，何らかの臨床症状がビデオで認識されたのは179発作（34％）にすぎなかった．この結果は，潜在発作が発作の大半を占めていることを表す．また，NICUスタッフが発作であると報告したイベントは合計177回であったが，134回（76％）のイベントは脳波では発作時変化を伴わず誤った判断であった．このうち67回（38％）のイベントは，脳波で発作時変化を1回も認めなかった児における報告であった．さらに，NICUスタッフにより発作であると正しく認識されたのは48発作で，全体のうちわずか9％にとどまった．この研究の結果は，臨床的観察による新生児発作の診断がいかに不正確であるかを端的に示す．

　これまで臨床症状の観察によって新生児発作と診断されてきたものには，発作時脳波に変化を認めない，すなわち大脳皮質の過剰放電に起因しないものがまれでない．その代表が，一般に微細発作といわれてきたペダル漕ぎ様やクロール様などと表現される四肢の交互運動である．これらの事実から，新生児発作を適切に診断するには発作時脳波の記録が不可欠である．発作時脳波の記録には通常の多チャネル脳波が望ましいが，後述するamplitude-integrated EEG（aEEG）なども有用である．

新生児発作の病因

　表IV1に新生児発作の原因疾患を示す．新生児発作の基礎疾患は，活動性の脳病変に基づく急性症候性（acute symptomatic），既存の脳疾患に基づく遠隔症候性（remote symptomatic），自己終息性（self-limited）に分けると理解しやすい．

　新生児発作の大半は急性症候性であり，なかでも新生児仮死をはじめとする低酸素性虚血性脳症（hypoxic ischemic encephalopathy：HIE）によるものが多くを占める．低酸素性虚血性脳障害でも，傍矢状部病変を呈する症例や

A 新生児発作総論

表Ⅳ1 新生児発作の原因疾患

	頻度が高い	頻度が低い
急性症候性 (acute symptomatic)	・低酸素性虚血性脳症 ・急性代謝障害 　低血糖・電解質異常など ・感染症 　敗血症・髄膜炎など ・脳血管障害・外傷 　頭蓋内出血・梗塞など	・先天代謝異常症 ・薬物／毒物 ・先天性悪性新生物
遠隔症候性 (remote symptomatic)	・脳形成障害	・染色体異常 ・遺伝子変異 ・先天奇形症候群
自己終息性 (self-limited)	・良性家族性新生児てんかん ・良性新生児てんかん	

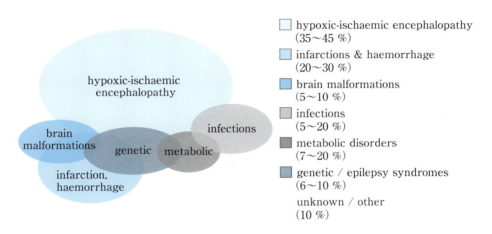

図Ⅳ1 新生児発作の病因（ILAE 案をもとに作成）

動脈性梗塞の症例は仮死徴候が顕著でないことがまれでなく，画像診断が重要になる．先天代謝異常症は頻度は高くないが，早期診断を行って特異的治療を開始する必要がある．

遠隔症候性の新生児発作は，新生児期発症のてんかんとして考えるのが妥当である．遠隔症候性の新生児発作の原因としては，様々な脳形成異常・染色体異常・先天奇形症候群・TORCH症候群などの胎内感染症などがあげられる．胎内発症の破壊性病変もこのカテゴリーに分類される．脳形成障害を伴う場合には，画像所見が重要である．明らかな脳形成異常を伴わない場合には，遺伝子変異や染色体異常が原因であることもまれでなく，遺伝学的検査が有用である．

自己終息性の新生児発作では，家族歴に注意する．新生児期から乳児期早期の発作の家族歴があれば，良性家族性新生児てんかんの可能性がある．

国際抗てんかん連盟（International League Against Epilepsy：ILAE）は2018年に新生児発作の新しい分類法を提案した．この提案は執筆の時点（2019年1月）では最終決定がなされておらず，修正される可能性がある．その中で，新生児発作の病因は図Ⅳ1のように呈示されている．重要であるのは，病因の間に重なりがあることである．例えば，細菌性髄膜炎の新生児は経過の中で低酸素性虚血性ストレスを受ける場合がある．この児が新生児発作を起こした場

合，その病因がどちらであるのかを決めるのは難しい場合があり得る．

新生児発作の症状

新生児発作は，年長児や成人の発作と異なり症状が把握しにくい．けいれんなどの運動症状があれば臨床的に発作をとらえやすいが，そのような発作はむしろ少数である．新生児発作で重要なのは，自律神経症状である．新生児発作に伴う自律神経症状としては，頻脈または徐脈・血圧の上昇または低下・チアノーゼ・酸素飽和度の低下などが多い．いわゆる無呼吸発作は呼吸の停止よりも，自律神経症状として酸素飽和度の低下や頻脈が特徴的である．一方，ペダル漕ぎ運動のような顕著な交互運動や全身性の強直は，皮質起源の新生児発作では極めてまれで，ほとんどは新生児発作からは除外される．これらの交互運動は皮質機能の高度な抑制による下位中枢の解放現象と考えるのが妥当である．

新生児発作の分類

新生児発作について客観的な議論を行うには，それを記述する用語が必要である．したがって，よく整理され使いやすい発作型分類が必要である．しかし，現在までのところ理想的な発作型分類は確立されていない．その中で2018年にILAEが新たな分類案を提案したことは注目に値する．今後は，ILAEの提案に沿った新生児発作の分類がスタンダードになることが予想される．

1. Vople 分類

Volpeは，臨床的観察に基づく新生児発作の分類を提唱し，広く用いられてきた．Volpeは，新生児発作を微細発作・間代発作・強直発作・ミオクロニー発作の4種類に分類した．これらのうち脳波上の発作性変化との対応が明らかであるのは間代発作のみであり，微細発作・強直発作・ミオクロニー発作は必ずしも脳波上の発作性変化と対応しないことが明らかになってきた．したがって，臨床症状から脳波上の発作性変化を伴うかどうかを判別することは困難である．また，微細発作という用語はその内容が極めて曖昧である．Volpeは，もともとは眼球偏位などの軽微で把握しにくい症状を呈するものを微細発作として考えていたことが，文献の記述などからうかがえる．しかし，ほかの研究者が後にペダル漕ぎ運動のような微細とはいえない徴候を微細発作として記述してしまい，それが定着したようである．このため，元来の微細発作という概念の重要性が損なわれたと思われる．

2. Mizrahi らの分類

Mizrahiらは，発作症状と脳波上の発作性変化との関連を重視した発作型分類を提案した（表Ⅳ2）．Mizrahiらの分類では，発作時脳波で発作時変化を伴う臨床発作を"epileptic seizure"，発作時変化を伴わないイベントを"nonepileptic seizure"と分類した．発作時脳波において発作時変化を伴わないことは，大脳皮質起源（epileptic seizure）である可能性を完全に否定するわけではない．皮質の非常に限局された領域だけで生じた発作や，大脳の内側面や深部に由来する発作では，頭皮上脳波に発作性変化が反映されないことがあり得る．さらに，皮質下構造に由来する epileptic seizure の存在も完全には除外できない．しかし，現在では新生児においてニューロンの過剰興奮を証明する実用的な方法は，頭皮上脳波以外にはない．したがって，現時点で新生児発作を厳密に定義しようとすると，頭皮上脳波で発作時変化を伴うことが証明されたものだけを確実な新生児発作に含めることが妥当である．

3. ILAE の新しい提案

表Ⅳ3にILAEが2018年に公表した新生児発作の新しい分類案を示す．この分類案には執筆の時点では公式の和訳は存在しないため，筆者が和訳を行っている．したがって，用語など

A 新生児発作総論

表Ⅳ2 Mizrahiらの新生児発作の分類（Mizrahiら，1998より一部改変）

分類	起源	特徴
焦点性間代性	皮質起源性	・四肢，顔面，体幹の筋群の反復性律動性収縮 ・単一焦点性のことも多焦点性のこともある ・一側の筋群で同期性のことも非同期性のこともある ・両側同期性だが非対称性のこともある ・拘束で抑制されない
焦点性強直性	皮質起源性	・一肢の持続性強直肢位 ・体幹の持続性非対称性強直肢位 ・持続性眼球偏位 ・刺激で誘発されず，拘束で抑制されない
全般性強直性	非皮質起源性	・四肢，顔面，体幹の持続性対称性強直肢位 ・屈曲姿勢，伸展姿勢，あるいは屈曲／伸展姿勢 ・刺激で誘発されたり増強したりする ・抑制や体位変換で抑制される
ミオクロニー	皮質起源性ないし非皮質起源性	・四肢，顔面，体幹の筋群のランダムで単一の収縮 ・多くは非反復性だが，ときに遅いリズムで反復する ・全身性，焦点性，あるいは分節性 ・刺激により誘発される
スパズム	皮質起源性	・屈曲性，伸展性，あるいは屈曲と伸展の混在 ・群発する ・刺激で誘発されたり拘束で抑制されることはない
運動性自動症		
眼球徴候	非皮質起源性	・ランダムで不定の眼球運動，眼振（強直性眼球偏位とは異なる） ・触覚刺激で誘発されたり増強したりする
口-頬-舌の動き	非皮質起源性	・吸啜，咀嚼，舌突出 ・刺激で誘発されたり増強したりする
前進運動	非皮質起源性	・オールを漕ぐような動き，泳ぐような動き ・ペダルを踏むような動き，自転車を漕ぐような動き ・刺激で誘発されたり増強したりする ・抑制や体位変換で抑制される
複雑で無目的な運動	非皮質起源性	・一過性のランダムな四肢の動きを伴う突然の覚醒 ・刺激で誘発されたり増強したりする

については修正される可能性が高いことを念頭においていただきたい．

ILAEの新しい分類は，ILAEがすでに発表したてんかんおよびてんかん発作の分類に沿ったものになっている．その結果，新生児発作は3つの発作型，すなわち運動発作（motor seizures）・非運動発作（non-motor seizures）・脳波上発作（electrographic seizures）に分類された．運動発作は，その性状によってさらに自動運動（automatisms）・間代発作（clonic）・てんかん性スパズム（epileptic spasms）・ミオクロニー発作（myoclonic）・変遷性発作（sequential seizure）・強直発作（tonic）に細分類される．非運動発作は，自律神経発作（autonomic）・動作停止（behavioral arrest）に細分類される．このうち，動作停止は陰性の運動発作と考えられ厳密に陽性の運動発作と鑑別することは困難な可能性もある．脳波上発作は従来の潜在発作に対応するものであり，脳波では発作時変化を認めるが臨床症状を伴わないものである．ILAEの提案でも，脳波上発作が新生児では高率であることがくり返し強調されている．なお，「脳波上発作」の用語は筆者が便宜的に用いているものであり，正式な用語は未定であることに注意していただきたい．

ILAEの分類案の中で画期的と思われるの

表Ⅳ3　国際抗てんかん連盟の提案

発作型	説　明	新生児としての特徴
自動運動 (automatisms)	程度の違いはあるが協調的な運動で，意識障害時に出現する．随意運動に似ていることが多く，発作がはじまる前の動作を不適切に続けることもある	口部に起きるのが典型的で，通常ほかの発作症状を伴う．新生児の正常または異常な動作と類似することがある
間代発作 (clonic)	対称的または非対称的なけいれん（jerking）で規則的に同じ筋群にくり返し起きる	臨床的に最も認識しやすい
てんかん性スパズム (epileptic spasms)	近位筋や体幹に起きる急速な屈曲，進展，あるいはそれらの混合で，持続はミオクロニー発作より長く，強直発作より短い．より限局した形，すなわち，顔しかめ，頭部前屈，わずかな眼球運動のようなものもある．群発することもある	まれである．筋電図を記録しないとミオクロニー発作との鑑別が困難なこともある
ミオクロニー発作 (myoclonic)	急速で短い（100ミリ秒未満）不随意的な筋収縮で単発のことも連発のこともある．収縮する筋群は，体幹・四肢近位部，四肢遠位部など様々である	臨床的には非てんかん性のミオクローヌスとの鑑別は困難である
変遷性発作 (sequential seizure)	この用語は the instruction manual for the ILAE 2017 operational classification of seizure types で用いられたものである．発作症状・徴候や脳波変化が時間とともに変わるものを指す	発作の優勢な特徴を決められず，様々な発作症状を示す．典型的には複数の特徴が経時的に出現し，発作症状の側方性が発作中あるいは発作によって異なることが多い
強直発作 (tonic)	筋収縮が持続的に増すもので，持続は数秒〜数分である	通常は局所性，片側性，あるいは両側非対称性である．全身性の強直姿勢はしばしば非てんかん性である
自律神経発作 (autonomic)	明瞭な自律神経変化で，心血管系，瞳孔，消化器，発汗，血管運動神経，体温調節に影響する	呼吸に影響することもある（無呼吸）．典型的には，ほかの発作症状に随伴する．発作時脳波による確認が必須である
動作停止 (behavioral arrest)	動作の停止（休止），固定，不動	局所性であったり，無呼吸などの自律神経症状や運動発作の前に起きたりする
未決定発作 (unclassified seizure type)	情報が不十分，あるいはまれな症状でほかのカテゴリーに含めることができないもの	

は，新生児発作はすべて焦点起始であることを明記したことである．新生児の大脳は神経回路やネットワークが未完成であり，年長児や成人のように全般発作を起こすのに必要な神経回路やネットワークが機能していない．したがって，新生児発作がすべて焦点起始であるという主張は合理的であると考える．また，てんかん発作の分類では意識障害の有無の記述が求められるが，新生児発作では意識状態の判定が困難であるため意識障害の有無への言及は不要である．

ILAEの分類案の特徴は，新生児発作では発作中の最も優勢な症状によって発作型を決定する点である．てんかん発作では，発作起始時の症状で発作型分類を行うことが，発作の焦点を同定する意味で重視されている．一方，新生児発作では発作の焦点を同定することよりも，病因の同定を重視することが強調されている．したがって，新生児発作の発作型は発作起始時以外の症状によって決まることがあり得る．例えば，局所性の強直姿勢と眼球のミオクローヌスを伴う発作では，前者が優勢であると判断すれば強直発作に分類することになる．持続が長い発作では，発作症状が経時的に変遷し，どの症状が優勢であるか判断できない場合もあり得

A 新生児発作総論

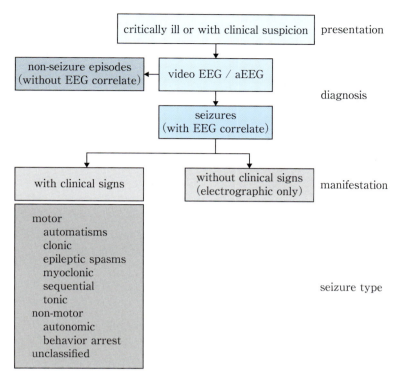

図Ⅳ2 新生児発作の診断プロセス（ILAE案をもとに作成）

る．このような発作を記述するために，変遷性発作（sequential seizure）という用語が導入されている．

　このILAEの分類案については，いくつかのマイナーな修正が行われると予想するが，全体的な考えかたは踏襲されると思われる．分類案の基本的なコンセプトには異論はないが，いくつかの疑問点が存在する．ひとつは，発作中の最も優勢な症状と認識するものが観察者によって異なる可能性である．この点についてはすでにILAEが検証を行っているが，同様の検証を様々な状況において行い，その再現性を確認することが必要であろう．観察者間によって発作型の判定のばらつきが大きい場合には，ILAEの分類案の意義に疑問が生じることになる．また，変遷性発作の概念はよく理解できるが，新生児発作に限らず大脳皮質起源の発作は発作症状が経時的に変化するのが一般的である．ある程度の持続時間がある新生児発作では，かなりの確率で発作症状が経時的に変化すると思われ

る．したがって，新生児発作の大部分が変遷性発作に分類されてしまう可能性が否定できない．この点についても検証が必要である．

新生児発作の診断

　図Ⅳ2にILAEが提案した新生児発作の診断プロセスを示す．ILAEの提案は，従来のわれわれの提案と極めて類似している．

　まず，何らかの理由で新生児発作の存在を疑った場合には，ビデオ脳波同時記録やaEEGなどを用いて発作時の脳波を記録する．発作時脳波にて発作時変化を認めないものは，非発作性エピソード（non-seizure episodes，われわれの提案の非てんかん性イベントに該当）として新生児発作から除外する．発作時脳波で発作時変化を認めたもののみを新生児発作とする．続いて臨床症状の有無により，分類する．臨床症状がないものは，前述の脳波上発作（electrographic seizures，従来の潜在発作

165

表Ⅳ4 新生児脳波における発作時変化

- 起始と終止が明瞭で背景脳波とは明らかに異なる
- 律動的（rhythmic）に一定の形態の波形（stereotyped）が反復して（repetitive）出現する
- 一般に10秒以上持続する
- 経時的変化（evolution）がある．すなわち，1回の発作中に突発波の形態・振幅・周波数・出現部位が変化する
- 突発波はアルファ波・シータ波や徐波であることが多く，棘波や鋭波であることはむしろまれである

subclinical seizures に該当）とする．臨床症状を認める場合には表Ⅳ3 に従って発作型分類を行う．

新生児発作の脳波所見

これまで述べたように，新生児発作の診断において脳波記録は必須である．発作時変化の有無を判断することができなければ，新生児発作の客観的な診断は不可能である．

表Ⅳ4 に新生児脳波における発作時変化の特徴を示す．新生児発作の発作時変化は，起始と終止が明瞭であり背景脳波とは明らかに異なる波形の連続として認識される．発作時変化の重要な要素は以下の3つである．

①律動性（rhythmic）
②反復性（repetitive）
③一定の形態（stereotyped）

新生児発作の発作時変化は，少なくとも10秒以上持続するものと定義されている．新生児脳波では発作と無関係の律動的波形やアーチファクトがみられることから，持続時間の下限を設けることには意義がある．この「10秒ルール」は明確なエビデンスに基づいたものではないが，おおむね妥当なものとして世界的に受け入れられている．一方，ミオクロニー発作やてんかん性スパズムの場合は，発作時変化の持続は10秒より短く，律動性や反復性を欠くことは自明である．発作型に応じた発作時変化を明らかにすることが必要であるが，現時点では知見の蓄積が十分でない．

新生児発作では多くの場合，発作中に脳波の波形が経時的に変化する（evolution）．個々の連続する波形はstereotypedだが，1回の発作中に波形の形態や振幅，出現頻度（周波数），さらには出現部位が時間経過とともに変化する．この点が，アーチファクトとの鑑別に大変重要である．発作時の波形は，先鋭な棘波や鋭波であることはむしろ例外的で，アルファ波やシータ波，あるいはデルタ波であることが多い．

新生児発作の原因疾患と背景脳波活動

背景脳波活動は疾患特異性に乏しいが，脳機能をリアルタイムに反映するため，原因疾患の性質や発症機序の推測に有用である．急性症候性の新生児発作では急性脳侵襲により種々の程度の脳機能低下が加わっていることが多く，その重症度は背景脳波の急性期異常に反映される．遠隔症候性の新生児発作では脳形成異常を反映した非生理的な背景脳波活動（dysmorphic pattern）を伴うことがある．胎内発症の破壊性病変では，発症時期からの時間経過によってdisorganized pattern が認められることもある．自己終息性の新生児発作では発作間歇期の背景脳波に明らかな異常を認めない点が特徴である．

新生児発作と鑑別を要する非発作性エピソード

新生児発作と鑑別を要する非発作性エピソードとしては，以下のようなものがある．

1. ちく搦（jitteriness）

新生児に特有の症状で，間代発作と間違われやすい．振戦（律動的で速度も振幅も同程度の交互性の運動）を呈し，急速な筋収縮と緩徐な筋弛緩の反復である間代発作とは異なる．眼球症状や自律神経症状は伴わず，触覚刺激により誘発されやすく，受動的に肢を屈曲することで抑制される．

2. 過剰驚愕症（hyperekplexia）

聴覚，視覚，あるいは体性感覚（体を動かす，鼻をたたく，顔に空気を吹きかける）に対して，過剰な驚愕反射と持続する強直を生じる．ときに動きが律動的になってけいれんのようになり，無呼吸を伴うこともある．体幹を屈曲させると消失する．全身性の筋緊張亢進や，睡眠時ミオクローヌスを伴う．脳波異常はみられない．グリシンの受容体や輸送体の遺伝子（GLRA1・SLC6A5・GLRBなど）の変異が知られている．

3. ジストニア

ジストニアは筋緊張の亢進による異常姿勢であり，強直発作との鑑別が問題となり得る．指の過伸展，手関節の過屈曲，肘関節の過伸展，首や体幹のねじれなどを呈する．基底核病変や，基底核に接続する錐体外路系の障害で起きる．

4. ミオクローヌス

良性新生児睡眠時ミオクローヌスは出生後1週頃に発症し，睡眠時のみに両側同期性・反復性の四肢のミオクローヌスが数分間続く．睡眠中，特に静睡眠（non-REM睡眠）のみで生じる．振動で誘発され，覚醒で消失する．脳波に異常は認めない．2か月以内に消失し，神経学的発達は正常である．早期ミオクロニー脳症は新生児期に発症する薬剤抵抗性のてんかん性脳症であるが，ミオクローヌスは一般に発作時の脳波変化を欠き，非てんかん性である．そのほかにも様々な疾患でミオクローヌスが出現するが，非てんかん性のことが多い．

新生児発作における持続脳波モニタリング

持続脳波モニタリングは，新生児発作と非発作性エピソードとの鑑別や臨床症状を伴わない脳波上発作の検出に極めて有用である．理想的には，発作の存在が疑われる，あるいは予測される新生児では全例で長時間ビデオ脳波モニタリングを行うことが推奨される．デジタル脳波計の普及により，技術的なハードルは以前より下がってきた．しかしNICUの現場では必ずしもこのような理想的環境が得られるとは限らない．そのため，より簡便なモニタリング装置の開発，普及が求められている．近年欧米で普及が進んでいるaEEGはその有力な選択肢のひとつである．

aEEGは装着電極数を減らし，時間幅を圧縮して，さらにフィルタをかけて特定周波数での脳波活動の最大・最小振幅を抽出するものである．これにより長時間の記録とその分析を容易にしている．しかしその代償として，短時間・低振幅の変化を見逃しやすく，電極数の減少により発作性活動をとらえきれない可能性があり，またアーチファクトとの鑑別や背景脳波活動の評価といった質的評価が不可能である．最近の機種では脳波の元波形も同時に記録できるようになり，aEEGと従来の脳波記録を併用することで診断精度の向上が期待できる．

脳波モニタリングは，新生児発作の診断や病因の推定と重症度の推測にとどまらず，治療効果の判定にも重要である．新生児発作の治療の目標はすべての脳波上の発作時変化の消失である．新生児発作では脳波上発作（electrographic seizure）がしばしば認められ，特に抗てんかん薬の投与後に多い．脳波上発作に対する抗てんかん薬治療の必要性は確立していないが，少なくとも臨床症状を伴う新生児発作の消失を根拠に治療の有効性を判断することが不適切であることには変わりがない．また呼吸管理などの目的で筋弛緩剤を投与されている児においては，持続脳波モニタリングを行わなければ発作の存在そのものに気づかない．

〔奥村彰久・丸山幸一〕

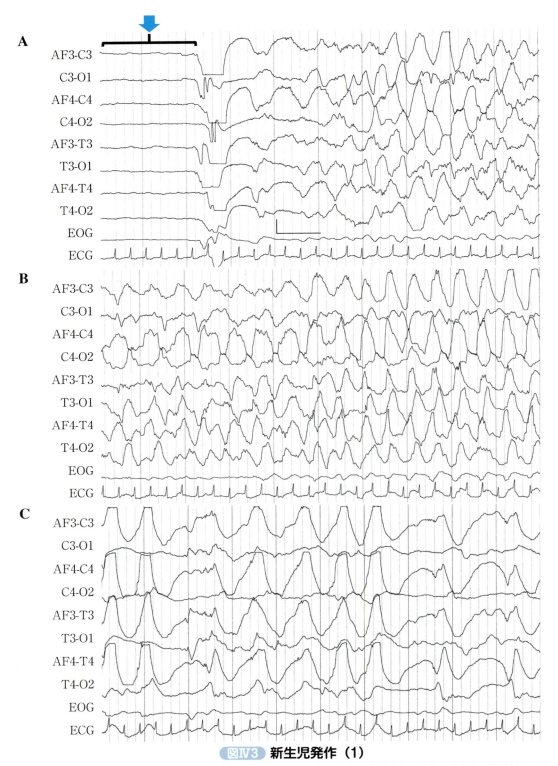

図Ⅳ3 新生児発作（1）

正期産児の低酸素性虚血性脳症に伴う新生児発作（修正40週）．発作間歇期の背景活動は平坦で最高度の活動低下を示す（A ➡）．発作は両側前頭部の高振幅徐波からはじまり，同一形態（stereotyped）で律動的（rhythmic）なデルタ波がくり返し（repetitive）出現し，後頭部に伝播する（A）．徐々に広汎化，高振幅化し（B），再び前頭部焦点の律動的な高振幅徐波となり終止する（C）．新生児発作では，個々の波形はstereotypedではあるが，振幅や周波数の漸増・漸減といった経時的変化（evolutional change）を認め，アーチファクトとの最大の鑑別点である．この発作では臨床症状は認めず，ILAEの提案では脳波上発作（electrographic seizures）に該当する．

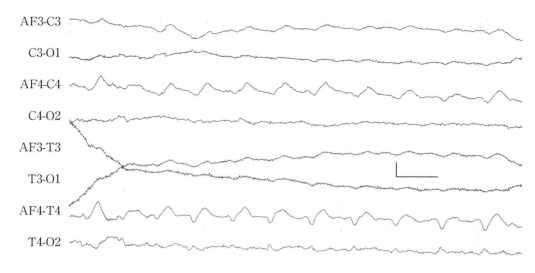

図Ⅳ4 新生児発作（2）

原因疾患不明の高アンモニア血症に伴う新生児発作（修正38週）．発作間歇期の背景活動は平坦で，最高度の活動低下を示す．発作時脳波では，右前頭部から低振幅なデルタ波がくり返し出現する．背景脳波の活動低下が強い場合，発作波の振幅も低いことが多い．この発作では臨床症状は認めず，ILAEの提案では脳波上発作（electrographic seizures）に該当する．

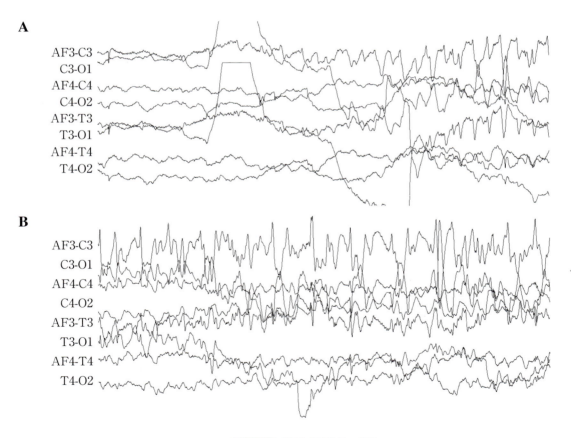

図Ⅳ5 新生児発作（3）

新生児単純ヘルペス脳炎の発作時脳波（修正43週）．左前頭部・中心部から棘波が律動的にくり返し出現し（A），次第に対側半球からも発作波が出現するが，全般化はしない（B）．突発波の形態は鋭波，棘波，多棘波，棘徐波，多棘徐波など多彩に変化する．発作症状は右顔面から上肢・下肢へと進展する間代性けいれんであった．ILAEの提案では間代発作（clonic）に該当する．

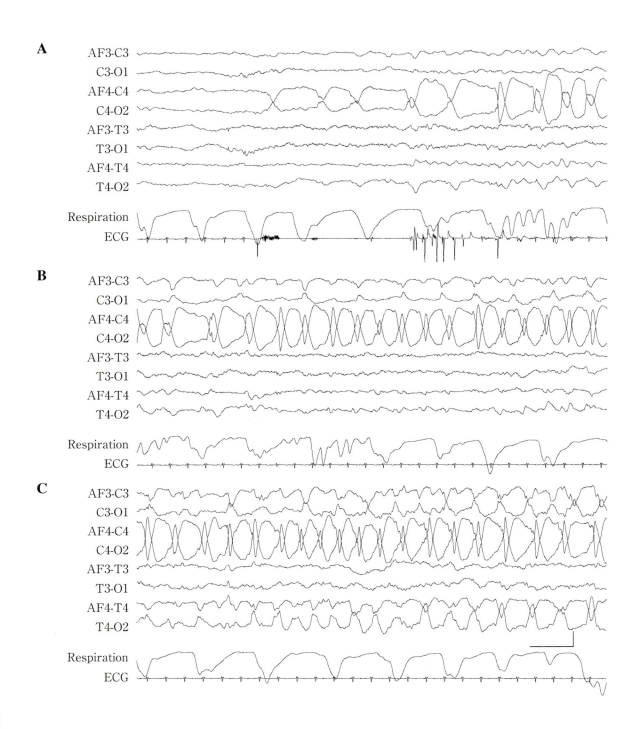

図IV 6 新生児発作（4）

ペルオキシソーム病に伴う新生児発作（修正 38 週）．発作間歇期の背景活動は正常である．発作時脳波では右中心部起始の律動的なデルタ波が出現し（A），次いで同部位の鋭徐波へ変化し（B），右側頭部に伝播する（C）．さらに左中心部の高振幅で律動的な鋭波へと変化し（D），その後急速に形態を変化させ（E）2～3 Hz の鋭徐波となり終止する（F）．このように，ひとつの発作で異なった発作波形が次々と連続してみられたり，左右の半球で全く異なる発作波形がみられることも新生児発作の特徴である．発作時は開眼し，不規則な呼吸・口部自動運動を持続させながら右足・左足・右足と移動する間代性の運動症状を呈した．ILAE の提案では変遷性発作（sequential seizure）に該当する．

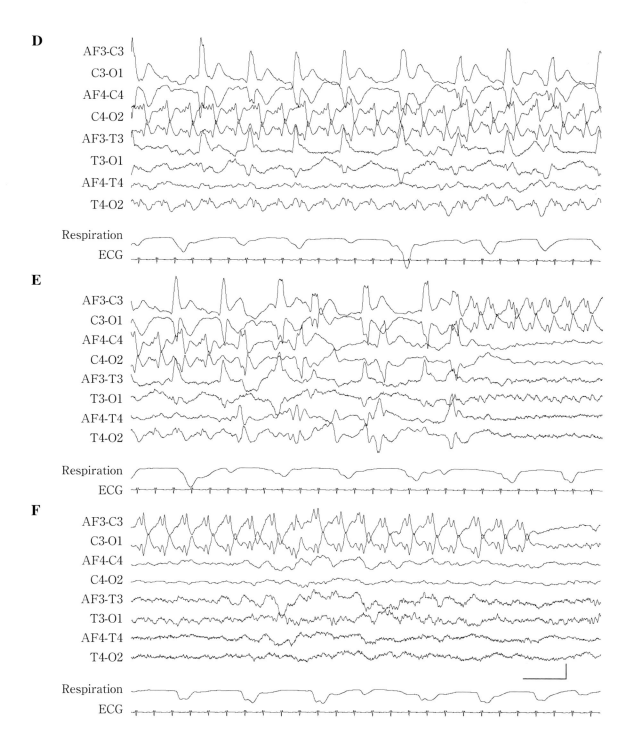

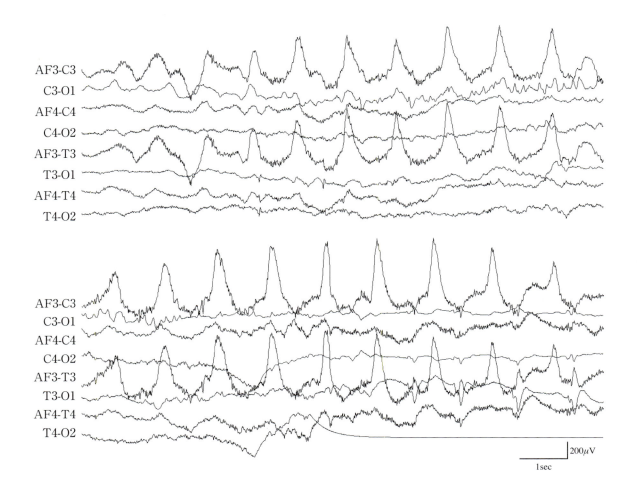

図Ⅳ7 新生児発作（5）

正期産児の低カルシウム血症の発作時脳波（修正 38 週）．発作時脳波は左前頭部を起始とし，非常に高振幅で先鋭な徐波が律動的に出現している．発作間歇時の背景活動は正常であり，図Ⅳ4 の発作時脳波所見と対照的である．発作症状は四肢をわななかせ，眼球一点凝視，酸素飽和度低下を呈する．ILAE の提案では自律神経発作（autonomic）に該当する．

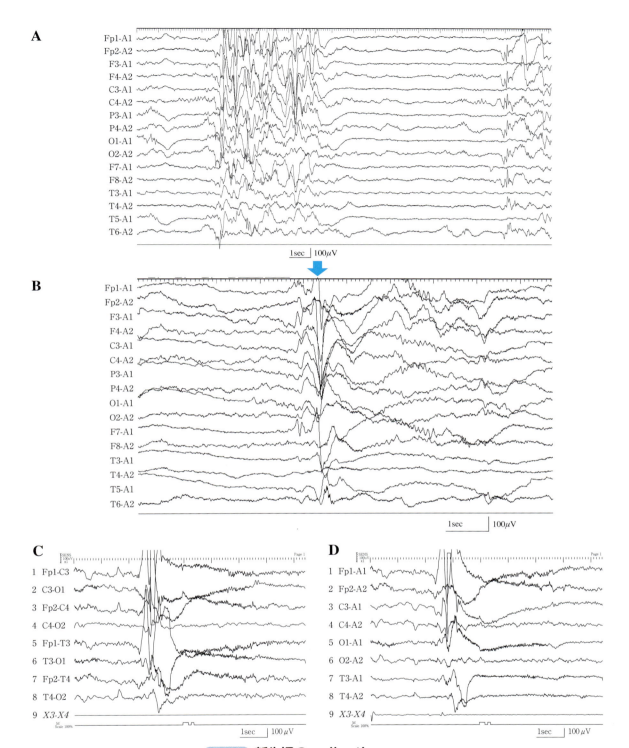

図Ⅳ8 新生児の epileptic spasms

片側巨脳症に伴う新生児発作（修正 38 週）．発作間歇期の背景活動は，高振幅部分と低振幅部分を規則的にくり返すパターンである（A，20 秒表示）．発作時脳波では左前頭部に先行する鋭波を認めた後，全般性の多相性の高振幅徐波（➡）がみられる（B）．高振幅徐波に一致して四肢をびくっとさせる症状を認め，ILAE の提案ではてんかん性スパズム（epileptic spasms）に該当する．なお，B では 16 チャネルの基準導出法で表示しているが，8 チャネルの新生児脳波パターン（双極導出法：C）と 8 チャネルの基準導出法（D）では判読できる脳波所見は限定的となる．てんかん性スパズムを疑う場合は，新生児であっても多チャネルの基準導出法での記録や判読が有用である．

（奥村彰久・山本啓之）

急性期異常と慢性期異常

　新生児脳波の判読には，急性期異常と慢性期異常の有無を分けて検討する必要がある．このことは，急性期には脳波活動低下という所見で侵襲の種類や程度を判定し，慢性期には回復してきた脳機能が正常化しないことを反映した，質的に異常な所見が出現するという理論に基づいている．しかしながら，回復期や慢性期の異常は，量的に十分回復してはじめて判断できるものである．高度に脳が障害されていると，脳波活動が量的にも欠落しているため，慢性期でありながら活動低下所見を呈することがある．このことを念頭において判読しないと，大きな誤りをおかすことになりかねない．

　例えば，在胎 40 週，出生体重 3,105 g，Apgar score 5 点（1 分）7 点（5 分）の男児の場合である．彼は出生前の異常に気づかれることなく頭位経腟分娩でふつうに出生したが，泣きかたが弱々しく，四肢の動かしかたも少なかったので入院して経過観察となった．出生時の検査に明らかな異常を認めなかったが，体動の乏しいフロッピーインファントであった．生後数時間から 30 秒ほど持続する右半身けいれんが群発したため脳波を記録したところ，いわゆる burst suppression の所見であった．覚醒刺激を加えても脳波が連続性になることはなかったが，唯一，発作時だけは発作波が数十秒持続するのである．

　臨床的に仮死とはいえなかったが，脳波活動は高度活動低下の範疇に入る急性期異常であり，仮死出生に伴う新生児発作と診断した．しかしながら，この児は，その後の数週間以上にわたって脳波所見も臨床症状も変化がみられなかった．最初に記録した脳波所見が急性期異常であったなら，とっくに脳波活動量は回復して慢性期異常を呈する時期のはずなのに，数週間経っても依然として burst suppression の所見のままであった．

　何度記録しても脳画像に異常は認められなかったが，それでも脳形成異常なのだろう．この児にとっては burst suppression が慢性期，すなわち本来（定常状態）の脳機能をしていると考えられる．このように，脳波所見が回復してはじめて，急性期異常であったと診断できるのである．

（早川文雄）

V aEEG

A　aEEG 総論
B　急性期異常
C　新生児発作

A aEEG 総論

はじめに

amplitude-integrated EEG（aEEG）は1960年代後半に cerebral function monitor の名称で成人における連続的な脳機能モニターとして開発された．1990年代から欧米で新生児の脳機能モニターとして脚光を浴びている．わが国においては，2010年に新生児低酸素性虚血性脳症に対する脳低温療法の補助診断基準となってから広くNICUに普及することになった．

aEEGの判読は通常の脳波記録と比べても容易である．また，ベッドサイドで新生児の脳機能をリアルタイムでモニタリングすることができる．このリアルタイム性が，臨床判断に大きなインパクトをもつ．標準脳波同様，aEEGで表現される脳機能の低下が一定期間続くと神経学的後遺症を残す指標となることが知られており，新生児発作は新生児の予後不良因子であることも知られている．ぜひaEEGを用いて脳機能をバイタルサインとしてモニタリングし，治療方針決定の指標のひとつとして活用していただきたい．

本項ではaEEGの原理と，正期産児および早産児における正常所見について概説する．

aEEG の原理

aEEGは単純な圧縮脳波ではなく，いくつかの工程を経て加工した脳波を，強く圧縮して表示したものである．aEEGトレースが表示されるまでの過程を図Ⅴ1，図Ⅴ2に示す．まずアーチファクトを効率よく除外するため，フィルタをかけて，脳波成分のうち2〜15 Hzの周波数の成分を抽出する（filtering）．次にフィルタをかけた波形を基準線で折り返し，絶対値で表現する（rectification）．さらにこのように折り返した波形の頂点をゆるやかに結ぶ処理を行う（smoothing）．この方法で，単位時間における脳波波形の頂点の最大値と最小値を抽出し，1本の線分としたもの（compression）を経時的に連続表示したものがaEEG波形である（図Ⅴ1）．

aEEG の表示形式

通常の脳波の表示速度が1秒あたり3 cmであるのに対し，aEEGの表示速度は1時間あたり6 cmであり，時間軸が著しく圧縮されている．つまり標準脳波記録に比べて長い時間の記録を評価していることに注目していただきたい．また，新しいaEEGの機種では，表示速度を様々に変更することが可能である．しかし判読の基準は6 cm/時の表示速度を用いて作成されているため，本書では以降6 cm/時の表示速度のaEEG記録を用いて解説する．

aEEGでは表示方法に特徴がある．図Ⅴ2に示すとおり，縦軸は0〜10 μVを整数で，10〜100 μVを対数で表示する「半対数目盛り表示」である．aEEGでは，最小振幅値の高さや変動が判読上重要な意味をもつため，これを判読しやすくするために工夫されたものである．標準脳波では1 μVは0.1 mmの高さにしか表示されないことを考えると，いかにaEEGが最小振幅値を強調しているかを理解できると思う．

A aEEG 総論

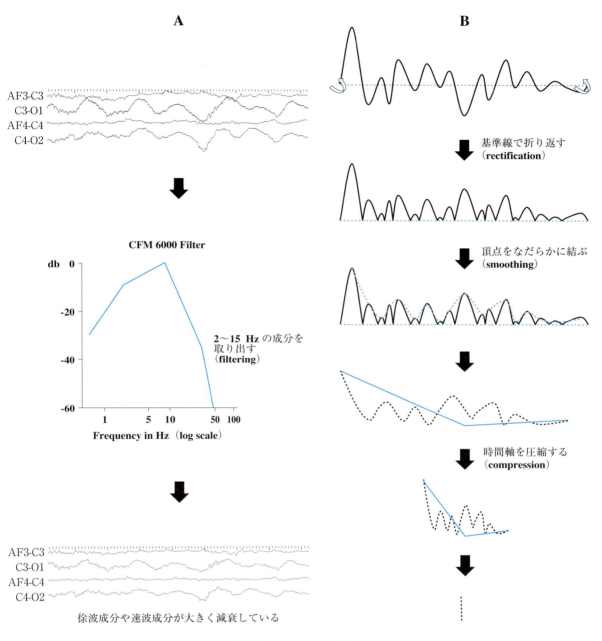

図V1 aEEG 生成の原理

A：フィルタリング
上段の脳波はローカットフィルタ0.53 Hz，ハイカットフィルタ60 Hz の通常の新生児脳波の標準的な表示条件である．これに対し強いフィルタをかけると下段のような脳波になる．徐波成分や速波成分が大きく減衰していることに注目していただきたい
B：aEEG の処理過程

V aEEG

新生児正常 aEEG パターン

1. 正期産児 aEEG について

脳波の背景活動は，修正週数（在胎週数＋出生後週数）により異なる．ここでは，おもに正期産児の評価（正確には修正週数 37～42 週）について解説する．

aEEG は前述のとおり特定のアルゴリズムを用いた圧縮脳波の一種である．このため，標準脳波読影に比べて大きく情報が抜け落ちる．特に軽度の抑制所見や慢性期異常の判定は，少なくとも視察的には困難である．その分，数時間単位の脳機能がひと目で見渡せるというリアルタイム性と，新生児発作の判定の容易さが臨床上有用である．例えば，新生児仮死の児の脳機能が回復過程にあるのかどうかを判定できれば，回復にない場合はもっと循環管理をよくできないか？ とさらなる介入を考慮することが可能である．なんとなく元気のない（not doing well）児の aEEG 記録をしてみると脳機能低下や脳出血・代謝異常・感染などに伴った新生児発作がみつかることがある．まとまった数のコホート解析ではともかく，個々人の1歳半や3歳の神経学的予後からみて急性期の治療を振り返ることは困難だが，治療経過のうちどのタイミングで脳機能が回復／低下したかを客観的に把握できれば，自身の治療に対するフィードバックも可能である．

2. 正常 aEEG パターンの判読

判読するうえで，図V3 を参照にまず以下の基礎知識を確認していただきたい．

a サイクリング（cycling）

最小振幅値（aEEG トレースの下端）が周期的にサインカーブ状の変化を示すことを指す．新生児では睡眠覚醒のサイクルにより生理的に脳波パターンが大きく変化する．正常正期産児の脳波では，振幅を問わず脳波活動が連続的に出現するパターン（連続性パターン）と，高振幅脳波と低振幅脳波が数秒ごとに交互に出現するパターン（交代性パターン）の2種類が観察される．連続性パターンは覚醒時，動睡眠時，および静睡眠の初期に観察される．一方，交代性パターンは静睡眠の後期に出現する．aEEG においてもこの2つのパターンの周期的な出現は識別可能であり，その存在を確認できること

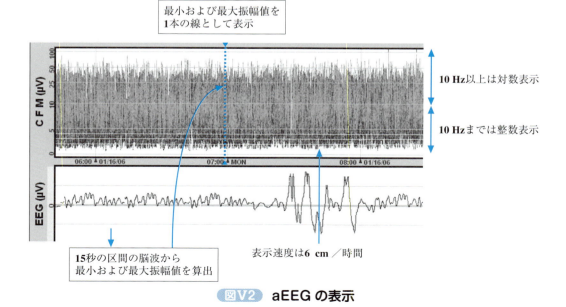

図V2　aEEG の表示

が重要である．Hellströme-Westas の総論によれば，この２つのパターンの移り変わりは sleep-wake cycling とよばれるものの，この wake パターンは実際の覚醒のみを指すものではないため，本項での用語は「サイクリング（cycling）」に統一する．

ⓑ 最小振幅値（lower border）

前述のとおり aEEG トレースの下端である．正期産児であれ早産児であれ，周期性は最小振幅値の変動に現れる．また，脳の成熟とともに，脳波の元波形で活動の乏しい低振幅・平坦部分が少なくなっていくことを反映して，最小振幅値は上昇する．また脳波活動の抑制が強くなると，脳波の元波形で低振幅・平坦部分が増加することを反映して，最小振幅値は低下する．ほとんどの新生児発作では発作性活動が連続的に出現し，波形が途絶えて低振幅・平坦化することはないので，最小振幅値は上昇する．臨床応用上はこの部分の判読が多くの重要なポイントを占める．

ⓒ 最大振幅値（upper border）

aEEG トレースの上端である．脳波活動の大きさと関係があるため，抑制所見と関係する．また，成熟度にあわせて，標準脳波におけるデルタ波のサイズの変化に対応し低下していくため，成熟度の判読にも有用である．

ⓓ バンド幅（bandwidth）

最大振幅値から最小振幅値までの厚みのことを指す．

3. 正期産児の正常パターンの判読

正期産児の正常 aEEG パターンを図V4 に示す．最大振幅値が 25 μV 程度，最小振幅値がおおむね 5 μV 以上で推移し，かつ睡眠周期を反映して aEEG の最大振幅値と最小振幅値は正弦波様パターン（サイクリング）を呈する．1 周期は通常 40～60 分である．このパターンを Hellströme-Westas らの正期産児背景活動分類

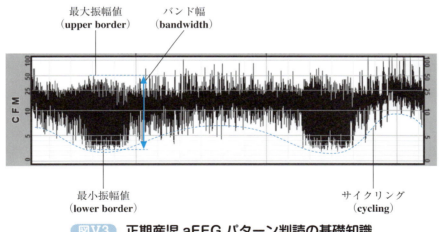

図V3 正期産児 aEEG パターン判読の基礎知識

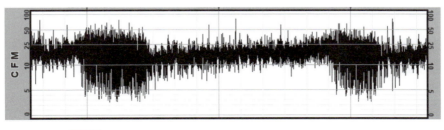

図V4 標準脳波正常の 38 週児における aEEG 記録

V aEEG

で，持続正常電位パターン（continuous normal voltage：CNV）とよぶ．

多くの単独aEEG測定機器は，1画面が3時間程度に設定されているため，この範囲で2〜3回のサイクリングが確認でき，かつ最小振幅値がおおむね5 μVを超えていれば，正期産児におけるaEEGは正常と判読できる．

4. 早産児のaEEGについて

早産児でも生理的な睡眠覚醒により脳波パターンが変化するが，未熟であるほどサイクリングは不明瞭である．通常修正26週まではサイクリングが不明瞭で，その後週数とともに明瞭化し，修正37週にかけて成熟してゆく．また，静睡眠時には正期産児と異なって生理的に平坦部分が認められ（非連続性パターン），未熟であるほど平坦部分の割合が多くなるため，最小振幅値もそれにあわせて未熟であるほど低くなり，15秒ごとに生成されるaEEGのうち短い線分が増えるためトレースの密度が薄くなる．一方で個々の脳波活動の振幅については未熟であるほど高くなるため，最大振幅値もこれにあわせて高くなる．これに応じてバンド幅は未熟であるほど大きく，成熟にあわせて小さく

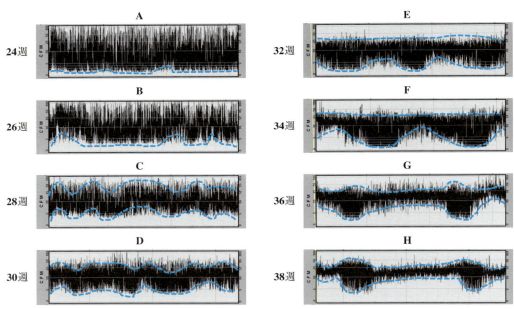

図V5 筆者によるaEEGのパターン判読方法

A：最小振幅値がほぼ3 μV以下であり，最大振幅は50 μV以上である．最大振幅値も最小振幅値も変動があまりなく平坦で，周期性はみられない
B：最小振幅値が5 μV以下であり，最大振幅値は50 μV以上である．最小振幅値の上下が少し認められるようになる
C：最小振幅値が5 μV以下であり，最大振幅値は50 μV程度である．トレースの最大振幅値・最小振幅値とも位相が一致して上下するようになる．サイクリングはあるが，まだ安定した周期性はない
D：最小振幅値が5 μV以下であり，最大振幅値は25 μV程度である．最大振幅値・最小振幅値とも位相が一致してサイクリングがみられ，周期性がはっきりしてくる
E：最小振幅値が5 μV以下であり，最大振幅値は25 μV程度である．最大振幅値は一定で，最小振幅値のみでサイクリングがみられ，周期性がある．最小振幅値のカーブがゆるやかで，凹部分の切れ込みがバンド幅の半分以下であることが多い
F：最小振幅値が5 μVを上回ることが増え，最大振幅値は25 μV程度である．最大振幅値は一定になり，最小振幅値のみでサイクリングがみられ，周期性がある．最小振幅値の凸が急峻で凹部分の切れ込みがバンド幅の半分以上であることが多い
G：最小振幅値がほぼ5 μV以上であり，最大振幅値は25 μV程度である．最大振幅値・最小振幅値のサイクリングの位相が逆方向にみられるようになる
H：最小振幅値がほぼ5 μVを超えており，最大振幅値は25 μV以下である．最大振幅値・最小振幅値のサイクリングの位相が逆方向にみられ，はっきりとした周期性がある

なる．つまり，早産児では，未熟であるほど①サイクリングが不明瞭化し，②トレースの密度が薄くなり，③最大振幅値は高く，最小振幅値は低くなり，バンド幅が大きくなるといった特徴がある．

5. 早産児 aEEG の判読

標準脳波が2週ごとに脳の成熟を評価できるように，aEEG においても成熟に伴う変化が評価できる．しかし，早産児の aEEG 記録について定まった判読法は，現時点で確立していない．ここでは，筆者らが開発したパターン認識による判読方法を解説する．また，Burdjalov らのスコアリングシステムについてもあわせて概説する．

a 筆者らのパターン認識による判読方法

早産児 aEEG の成熟度判読にあたり，筆者は臨床上使いやすいようパターン認識法を用いている．最大振幅値と最小振幅値のトレースの形に注目した方法で，aEEG の密度は判定ポイントに加えていないため，Burdjalov らのスコアリングシステムよりシンプルである．以下に解説するとともに表V1に一覧を示す．

まず，aEEG 成熟の大まかな流れを示す．修正24週では最小振幅値の変動がほとんどない（図V5-A）が，修正26週になると最小振幅値の変動が出現しはじめる（図V5-B）．修正28～30週にかけては，最大振幅値と最小振幅値のトレースが同位相で変動する．そのため，バンド幅がほぼ同じままに全体が上下しているように認識できる．しかし，サイクリングの周期はまだ一定ではない（図V5-C, D）．修正32～34週では，最大振幅値のトレースがほぼ横一線で変動がなくなり，最小振幅値の変動のみでサイクリングが観察され，かつ，サイクリングは周期的となる（図V5-E, F）．修正36週になると，

連続性（CO）は aEEG で生成される1本1本の線分の密度で評価される．最小振幅値（LB）は，サイクリングがない時はその平均，サイクリングが認められる時はバンド幅が最も狭くなる部分で評価する

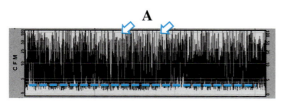

A

CO：0．線分同士の隙間が多く密度が低い（⇨）
LB：1．サイクリングが認められないため，最小振幅値の平均を評価する（点線）．3 μV で1点と判定した

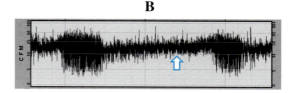

B

CO：2．線分同士に隙間がなく密度が高い
LB：2．バンド幅が最も狭くなる部分の最小振幅値を評価する（⇨）．5 μV を超えており2点と判定した

バンド幅（B）の評価をする時は，トレースのうち最も狭くなるところを評価する．この際，最大振幅値，最小振幅値は，密度の高い部分を評価する

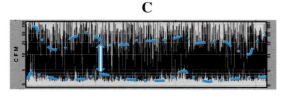

C

B：1．トレースのうち最もバンド幅が狭くなる部分を評価する（⇔）．最大振幅値・最小振幅値は密度の高いところを評価する（点鎖線）．バンド幅20 μV，最小振幅値＜5 μV と判定し1点とした

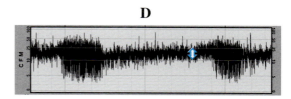

D

B：4．最もバンド幅が狭くなる部分を評価する（⇔）．全体に密度が高く最大最小振幅値の判定が容易である．バンド幅15 μ 未満で4点と判定した

図V6　Burdjalov によるスコアリング法での注意点

V aEEG

表V1　早産児・新生児 aEEG パターン判読法

図V5	修正週数	サイクリングの周期性	サイクリングの形	最大振幅値	最小振幅値
A	24週	なし	変動なし		3 μV 以下
B	26週	変動乏しい	最小振幅値のみときに上下する	50 μV 以上	おおむね 5 μV 以下
C	28週	変動認めるが一定の周期性はなし	最大振幅値・最小振幅値のトレースが位相同じに上下する		
D	30週			最小値で 50 μV 程度	
E	32週	一定の周期性を認める	最大振幅値のトレースは一定で，最小振幅値のトレースのみ変動する／最小振幅値のトレースの切れ込みが，バンド幅最大値の<u>半分を超えない</u>		最大値は 5 μV 以上だがおおむね 5 μV 以下
F	34週		最大振幅値のトレースは一定で，最小振幅値のトレースのみ変動する／最小振幅値のトレースの切れ込みが，バンド幅最大値の<u>半分を超える</u>	最小値で 25 μV 程度	
G	36週		最大振幅値と最小振幅値のトレースが逆位相のサインカーブ		おおむね 5 μV 以上だが最小値は 5 μV を超えない
H	38週		最大振幅値の凸のほうが，最小振幅値の凸よりも少し早い	最小値が 25 μV 以下	おおむね 5 μV 以上

表V2　Burdjalov によるスコアリング法

CO（連続性）		lower border amplitude（最小振幅値）	
0	discontinuous	0	< 3 μV
1	somewhat continuous	1	3～5 μV
2	continuous	2	> 5 μV
CY（サイクリング）		**bandwidth（バンド幅）**	
0	none	0	bandwidth < 15 μV, lower border < 5 μV
1	waves 1 st appear	1	bandwidth > 15 μV, lower border < 5 μV
2	not difinite	2	bandwidth > 20 μV, lower border > 5 μV
3	definite cycling, but interrupted	3	bandwidth 15～20 μV, lower border > 5 μV
4	definite cycling, not interrupted	4	bandwidth < 15 μV, lower border > 5 μV
5	regular and mature		

合計点数と判定週数のめやす

2点：24～25週，6点：27～28週，8点：29～30週，10点：31～32週，11点：34週，13点：36～37週

また最大振幅値のトレースの上下が観察されるが，これは修正28〜30週のパターンとは異なり，最大振幅値と最小振幅値のトレースの上下の位相が逆方向になる．つまり，最大振幅値のトレースが上昇／下降する時，最小振幅値のトレースは下降／上昇するため，バンド幅が狭小・拡大をくり返す形でサイクリングが認識できるようになる（図V5-G）．このように，大まかなパターンのポイントがわかると判読しやすいと思う．

2週ごとのさらに詳細な判読は，次のように行っている．修正28週と修正30週の違いは最大振幅値で，修正28週では50 μV程度，修正30週では25 μV程度になる（図V5-C, D）．修正32週と修正34週の違いは最小振幅値の変動の違いである．修正32週では最小振幅値のトレースカーブがゆるやかで，バンド幅が狭小化する凹部分の切れ込みが，凸部分のバンド幅の半分を超えない（図V5-E）．修正34週になるとこの最小振幅値のトレースカーブが急峻になり，凹部分の切れ込みが，凸部分のバンド幅の半分を超えるようになる（図V5-F）．修正36週と修正38週の違いは最大振幅値の違いである．修正36週では最大振幅値が25 μVを超えるが（図V5-G），修正38週以降では最大振幅値が25 μVを超えなくなる（図V5-H）．

ⓑ Burdjalovらのスコアリング法

Burdjalovらのスコアリング法によるaEEG週数判定では，4つの項目の合計点数から週数を推定する（表V2）．最低3〜4時間の安定した記録を用いて，連続性（continuity：CO），サイクリング（cycling：CY），最小振幅値（lower border amplitude：LB），バンド幅（bandwidth：B）を評価する．この合計点が，2点：24〜25週，6点：27〜28週，8点：29〜30週，10点：31〜32週，11点：34週，13点：36〜37週と点数が上がるほど，成熟度が高くなることを示したものである．ただし，判定には注意が必要であるため，以下に簡単に解説する．また，週数別サンプル図にスコアリングを併記したので，そちらも参照いただきたい．

①連続性

aEEGにおける連続性も，線分の密度やトレースの変化として現れる．aEEGにおける「連続性が高い」とは，トレースの上下が頻繁にみられ，密度が高い状態のことである．逆に「連続性が低い」とは，トレースの上下の間隔が長く，密度が低い状態を指す（図V6-A, B）．

②サイクリング

サイクリングとは，記録のバンド幅が時間を追って拡大，縮小することを意味する．修正27〜28週頃からみられるようになり，修正32週頃から安定して周期的に観察される．

③最小振幅値

サイクリングがはっきりしないうちはaEEGトレースの最小振幅値の平均をとる．サイクリングが出現したらバンド幅の一番狭い部分で評価する．サイクリングが判定できる修正28週以降は通常2点になる（図V6-A, B）．

④バンド幅

aEEGトレースにおける最も狭い部分（多くの場合，最小振幅値が最も上昇する部分）のバンド幅で評価する．また，最大振幅値，最小振幅値は，密度の高い部分で評価する（図V6-C, D）．各週数のaEEGについての点数付けはサンプルに示す．

〔杉山裕一朗・久保田哲夫〕

V aEEG

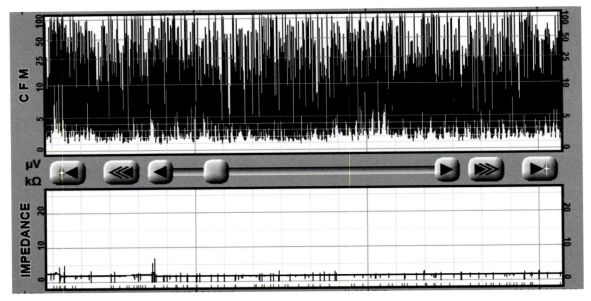

図V7 標準脳波正常の 24 週 aEEG 記録
在胎期間 24 週 3 日，出生体重 624 g，日齢 3，修正週数 24 週 6 日．
記録機器：CFM-6000，電極位置：C3-C4．
最小振幅値がほぼ 3 μV 以下であり，最大振幅値は 50 μV 以上である．最大振幅値も最小振幅値も変動があまりなく平坦で，周期性はみられない．

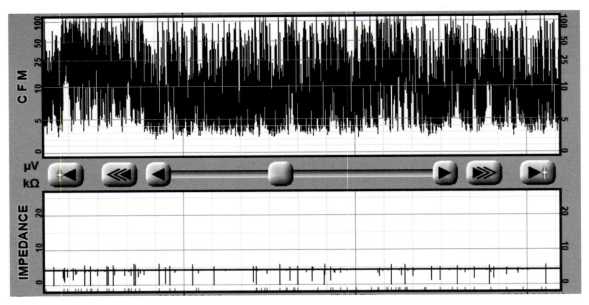

図V8 標準脳波正常の 26 週 aEEG 記録
在胎期間 24 週 3 日，出生体重 624 g，日齢 13，修正週数 26 週 2 日．
記録機器：CFM-6000，電極位置：C3-C4．
最小振幅値が 5 μV 以下であり，最大振幅値は 50 μV 以上である．最小振幅値の上下が少し認められるようになる．

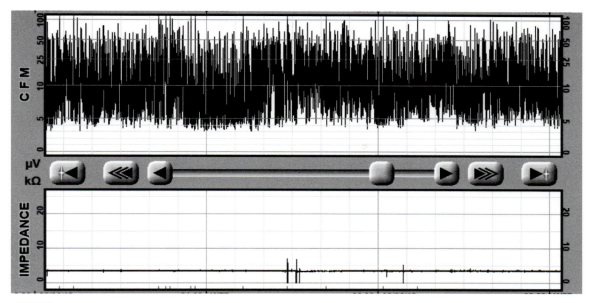

🔴**図V9** 標準脳波正常の 28 週 aEEG 記録

在胎期間 24 週 3 日，出生体重 624 g，日齢 26，修正週数 28 週 1 日．
記録機器：CFM-6000，電極位置：C3-C4.
最小振幅値が 5 μV 以下であり，最大振幅値は 50 μV 程度である．トレースの最大振幅値・最小振幅値とも位相が一致して上下するようになる．サイクリングはあるが，まだ安定した周期性はない．

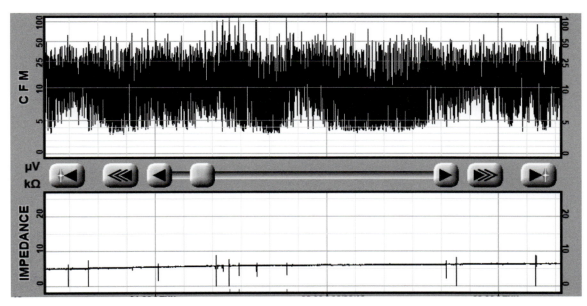

🔴**図V10** 標準脳波正常の 30 週 aEEG 記録

在胎期間 27 週 1 日，出生体重 1,106 g，日齢 22，修正週数 30 週 2 日．
記録機器：CFM-6000，電極位置：C3-C4.
最小振幅値が 5 μV 以下であり，最大振幅値は 25 μV 程度である．最大振幅値・最小振幅値とも位相が一致してサイクリングがみられ，周期性がはっきりしてくる．

V aEEG

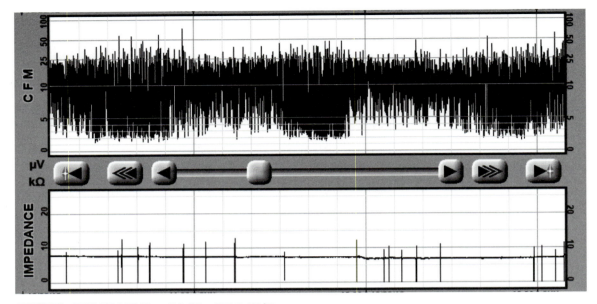

図V11 標準脳波正常の 32 週 aEEG 記録

在胎期間 28 週 5 日，出生体重 1,376 g，日齢 24，修正週数 32 週 1 日．
記録機器：CFM-6000，電極位置：C3-C4．
最小振幅値が 5 μV 以下であり，最大振幅値は 25 μV 程度である．最大振幅値は一定で，最小振幅値のみでサイクリングがみられ，周期性がある．最小振幅値のカーブがゆるやかで，凹部分の切れ込みがバンド幅の半分以下であることが多い．

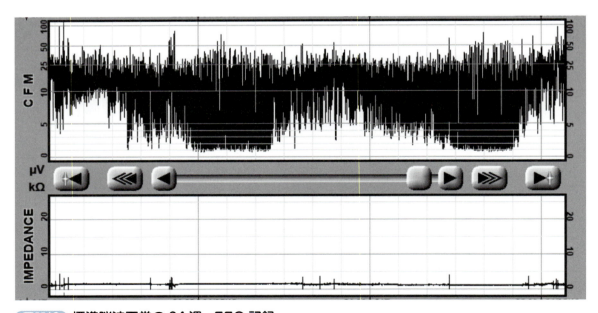

図V12 標準脳波正常の 34 週 aEEG 記録

在胎期間 27 週 4 日，出生体重 1,032 g，日齢 47，修正週数 34 週 2 日．
記録機器：CFM-6000，電極位置：C3-C4．
最小振幅値が 5 μV を上回ることが増え，最大振幅値は 25 μV 程度である．最大振幅値は一定になり，最小振幅値のみでサイクリングがみられ，周期性がある．最小振幅値の凸が急峻で凹部分の切れ込みがバンド幅の半分以上であることが多い．

A aEEG 総論

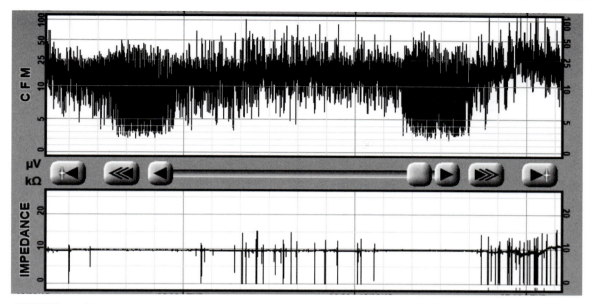

図V13 標準脳波正常の 36 週 aEEG 記録

在胎期間 34 週 6 日，出生体重 1,816 g，日齢 11，修正週数 36 週 3 日．
記録機器：CFM-6000，電極位置：C3-C4.
最小振幅値がほぼ 5 μV 以上であり，最大振幅値は 25 μV 程度である．最大振幅値・最小振幅値のサイクリングの位相が逆方向にみられるようになる．

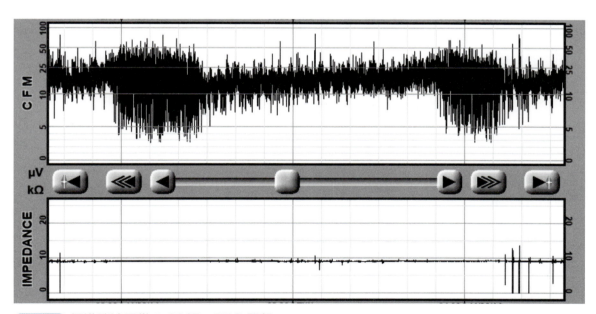

図V14 標準脳波正常の 38 週 aEEG 記録

在胎期間 36 週 5 日，出生体重 2,508 g，日齢 8，修正週数 38 週 1 日．
記録機器：CFM-6000，電極位置：C3-C4.
最小振幅値がほぼ 5 μV を超えており，最大振幅値は 25 μV 以下である．最大振幅値・最小振幅値のサイクリングの位相が逆方向にみられ，はっきりとした周期性がある．

B 急性期異常

正期産児の異常パターン

各種疾患に伴う中枢神経系障害から脳神経細胞の代謝が低下すると，脳波は抑制される．一般に障害の程度が重篤なほど，脳波の抑制の度合いは強い．aEEGの背景活動の評価もこの抑制度合いを評価するものである．

一方で，標準脳波における disorganized patternのような慢性期異常は，定量解析する試みはあるものの，少なくとも視察的には判読が困難である．あくまでもaEEGは急性期異常，つまり現在の脳活動に一定以上の抑制がないかどうかを評価するものである．その限界も知っておくとよい．

正期産児のaEEG背景活動異常

正期産児におけるaEEGの背景活動の分類は，今日，Hellström-Westasらが提唱した分類が広く用いられている（図V15）．これはaEEGの波形パターンを5つに分類したものである．

1. 持続正常電位パターン（continuous normal voltage：CNV）

正期産児の正常パターンである．aEEGトレースは，最大振幅値は10〜25（〜50）μV，最小振幅値は7〜10 V前後（おおむね5 μV以上）にある．aEEGトレースの最小振幅値に規則正しいサイクリングを観察できる．

2. 非連続正常電位パターン（discontinuous normal voltage：DNV）

脳活動が軽度に低下すると，最大振幅値は正常範囲に保たれるが，最小振幅値は低下する．最小振幅値がおよそ5 μVを下回る場合をDNVパターンと定義する．Hellström-Westasらの定義ではサイクリングの有無は問わないとされる．

3. バースト・サプレッションパターン（burst-suppression：BS）

脳波の連続性が低下するにつれ，DNVからBSへ移行する．最小振幅値はいっそう低下し（0〜1 μV），また，最大振幅値も間歇的に低下を認める．このようなのこぎり歯状パターンは，脳波にバースト（群発）活動とサプレッション（抑制）活動が交互に出現するために生じる．バースト部を周期的に認めるため，最大振幅値は間歇的に25 μVを上回る．バーストの多い（100回以上／時間）aEEG密度の高いものをBS+，少ないもの（100回未満／未満）をBS-と区別することもある．

4. 持続低電位パターン（continuous low voltage：CLV）

さらに，脳活動が低下すると，もはやバースト部はまれにしか観察されず，最大振幅値も持続的に5 μVかそれ以下の低値を示す．

5. 平坦活動パターン（flat trace：FT）

最大振幅値の電位は限りなく0に近い値（0〜1 μV）を示す．脳波元波形に活動は認めず，平坦である．

正期産児の新生児仮死における背景活動異常とその解釈

正期産児においては，新生児仮死の場合にaEEGが使用される場面が多い．近年では低体

B 急性期異常

A 持続正常電位パターン（CNV）

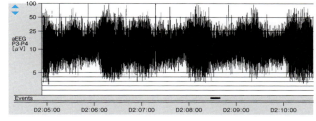

B 非連続正常電位パターン（DNV）

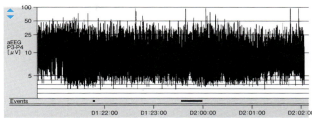

C バースト・サプレッションパターン（BS+）

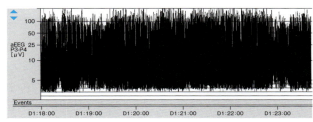

D バースト・サプレッションパターン（BS−）

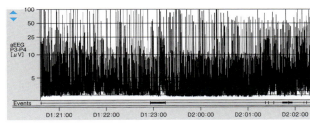

E 持続低電位パターン（CLV）

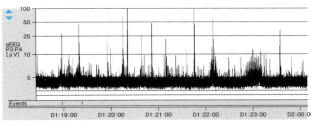

F 平坦活動パターン（FT）

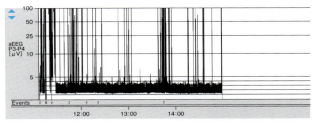

図V15 正期産児における aEEG の背景活動の分類

A〜Fに進むにつれ脳機能はより高度に抑制された状態を示す
（Rosen I 先生のご厚意による）

V aEEG

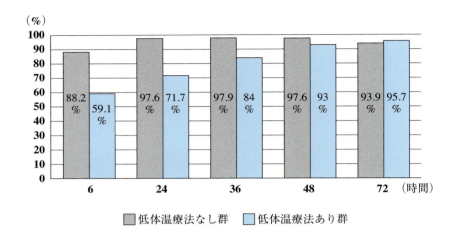

図V16 新生児仮死におけるaEEG背景活動異常記録タイミングと神経学的異常の陽性的中率（%）

温療法が標準治療となり，施行される症例が増えてきたため，重症度評価や予後予測能もみるべきポイントが変わりつつある．低体温療法以前は，「生後6〜12時間における」BS以上の抑制，またはサイクリングの消失が予後と関連するとした報告が多かったが，現在の低体温療法時代においては，抑制されていた背景活動が生後どれくらいの時間で回復してくるかによって，神経学的予後不良の陽性的中率が変わってくることが明らかになってきた．2016年のシステマティックレビューでは，在胎期間35週以上の新生児仮死児において，aEEGがBS/LV/FTまたは最大振幅値が10μV以下を異常とし，アウトカムを死亡または麻痺または中等度以上の発達遅滞（DQ70〜85以下）とした場合，低体温療法なし群では，生後6時間以降でaEEG異常を認めた児の神経学的異常の陽性的中率がほとんど変わらないのに対し，低体温療法あり群では，aEEG異常の回復が遅れるほど神経学的予後不良の陽性的中率が上がることが示されている（図V16）．

い．早産児でも急性脳侵襲があると脳波活動低下は起こり，平坦部分の増加や振幅の低下といった変化をきたす．aEEGでは振幅低下をとらえることは可能ではあるものの，重度の抑制でないと判読が難しい．このためaEEGにおいては振幅低下よりも，サイクリングの消失を指標にすることが多い．例えば，分娩前後の侵襲を反映したものとして，出生直後のサイクリングの有無が神経学的予後に関連するとした報告が散見される．また，それ以外にも黄疸，感染，呼吸障害など，様々な原因でサイクリングの消失が確認できる．図V20（p.194）に晩期循環不全発症前，発症時，発症後のaEEG所見を示す．

aEEGは脳機能のモニタリング機器であり，どの時期から脳機能が落ちていたかが客観的に判断できる．このことから，臨床上どのような管理が児の脳機能に貢献したか，悪化させたかが判断できるため，よいフィードバックが得られると考えられる．ぜひ一度試していただきたい．

（杉山裕一朗・久保田哲夫）

早産児の異常aEEG

早産児におけるaEEGの異常所見の判定基準については，まだ十分に明らかになっていな

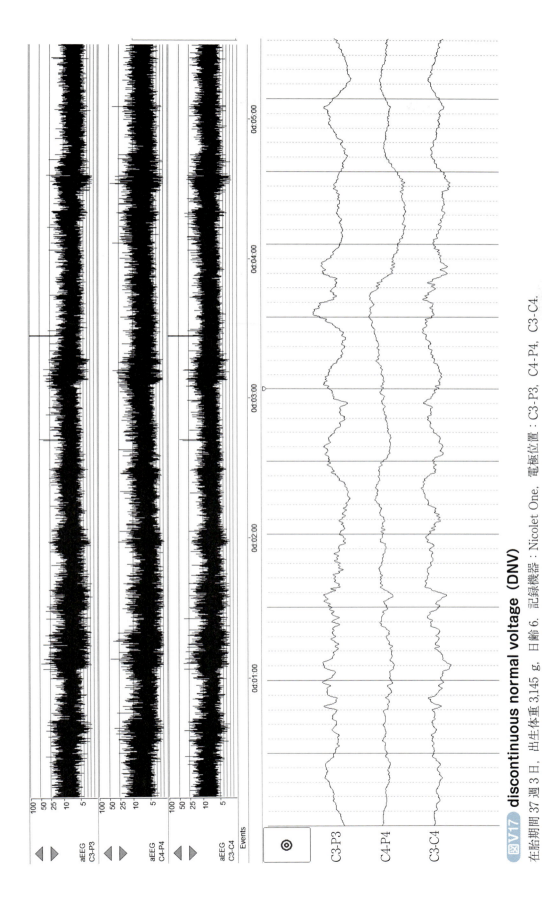

図V17 discontinuous normal voltage (DNV)

在胎期間37週3日，出生体重3,145 g，日齢6．記録機器：Nicolet One，電極位置：C3-P3, C4-P4, C3-C4.
常位胎盤早期剥離による新生児仮死，新生児低酸素性虚血性脳症（Sarnat分類3度）のため低体温療法を施行された．低体温療法後も，自発呼吸はあり刺激に反応あるも，哺乳は緩慢である．
サイクリングを認めるが，周期性はやや乏しい．最小振幅値は5 μVを上回ることがないためDNVと判定した．

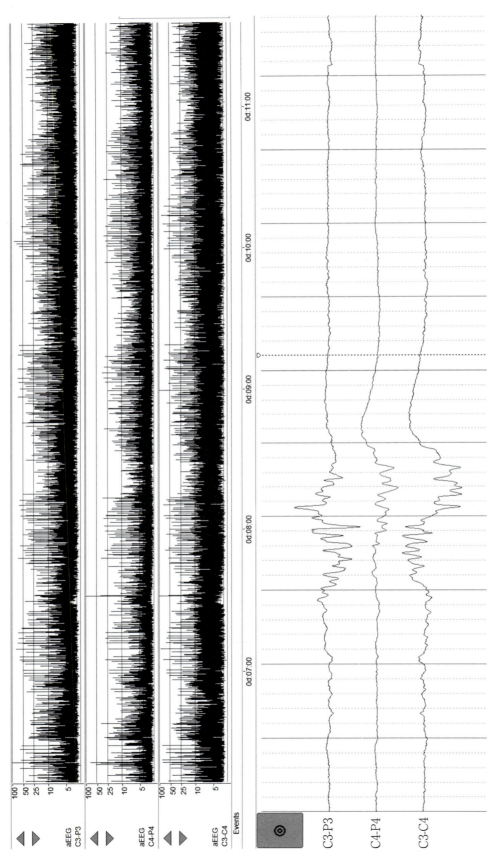

図 V18 burst-suppression（BS）

在胎期間 37 週 3 日，出生体重 3,145 g，日齢 0．記録機器：Nicolet One．電極位置：C3-P3，C4-P4，C3-C4．
図 V 17 と同症例である．重症新生児低酸素性虚血性脳症で自発呼吸を認めず，低体温療法が施行された．生後 6 時間後における aEEG 記録である．最小振幅値はおおむね 1 μV 程度で，最大振幅値も間歇的に 25 μV を上回るのみで，非常に密度が低く連続性の重度低下がうかがえる．

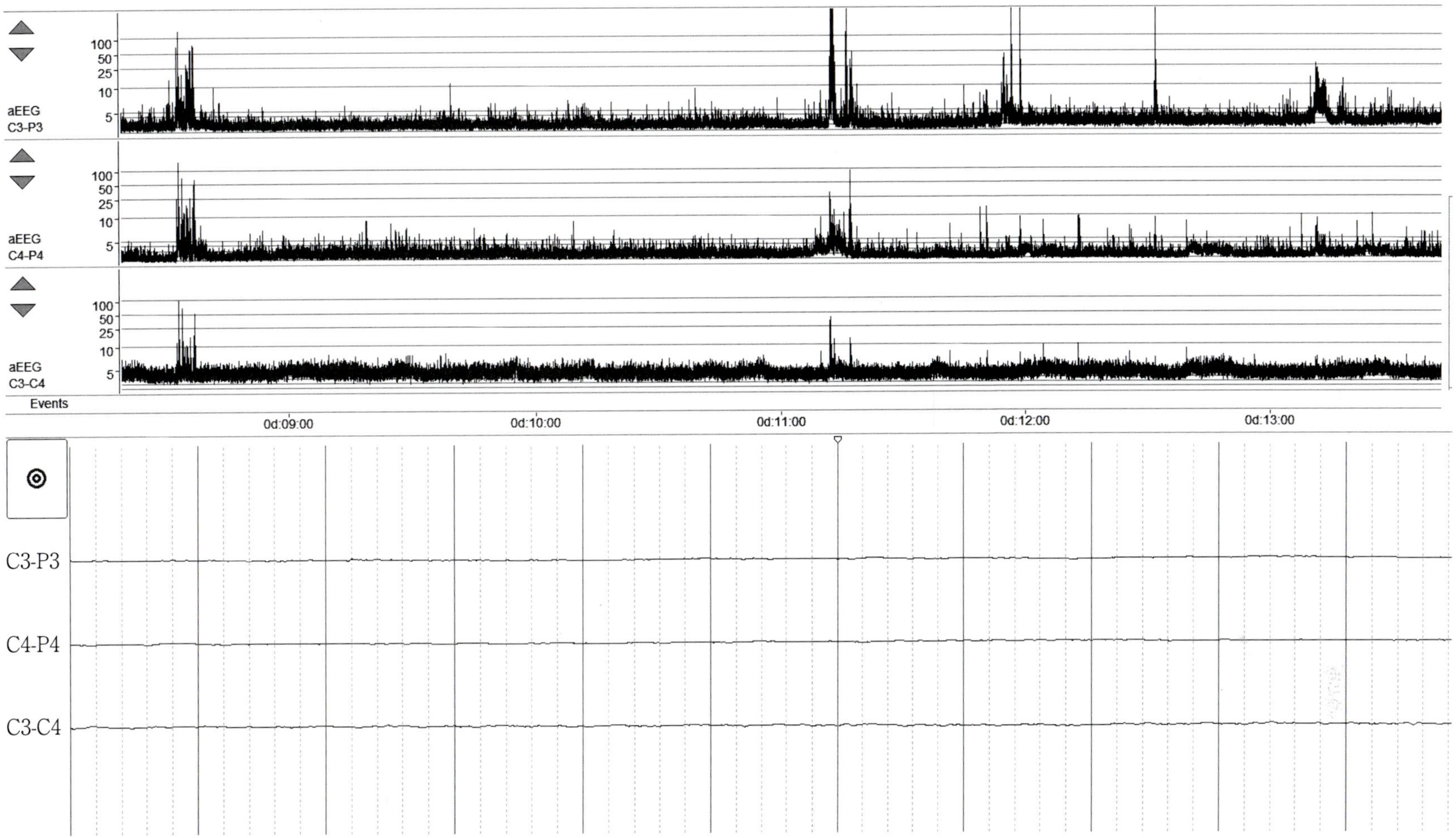

図V19 continuous low voltage（CLV）

在胎期間39週5日，出生体重3,531 g，日齢1．記録機器：Nicolet One，電極位置：C3-P3，C4-P4，C3-C4．
胎便性腹膜炎のため出生時より自発呼吸がなく，低血圧が続いた児である．状態が悪いため手術療法も低体温療法も施行できなかった．生後36時間後におけるaEEG記録である．
最小振幅値はおおむね1 μV程度で，最大振幅値も5 μVをほぼ下回っておりCLVと判読した．

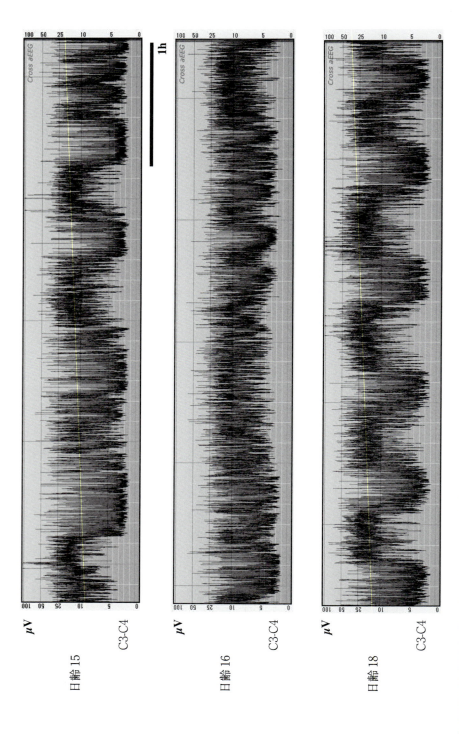

図V20 晩期循環不全に伴うサイクリングの消失

在胎期間 28 週 0 日，出生体重 940 g，日齢 15〜18．修正週数 30 週 2〜5 日．記録機器：CFM-OBM，電極位置：C3-C4．
切迫早産・胎胞形成のため，緊急帝王切開で出生した 28 週早産児である．日齢 7 には CPAP 管理となり，経腸栄養も進み安定していたが，日齢 16（修正週数 30 週 3 日）より明らかな誘因なく尿量・血圧低下し，ステロイドホルモン投与で回復した．持続脳波モニタリングを aEEG で行っていたため，発症前から発症時・回復後までを記録できた症例である．発症前日の日齢 15 では，トレースの最大振幅値・最小振幅値とも同じ位相で低下しており 30 週相当の aEEG 所見であった．日齢 16 に尿量減少に気づかれる前から周期的なサイクリングが正しくなっていた．回復後の日齢 18 には周期的なサイクリングがみられるようになっている．サイクリングの低下は，通常脳波でいうところの連続性の低下または消失を反映すると考えられ，早産児脳機能低下を示す所見である．

C 新生児発作

新生児発作管理における aEEG の有用性

　詳細は「Ⅳ 新生児発作」（p.160）に譲るが、新生児発作の最も重要な特徴として、十分に経験を積んだ医師であっても症状のみで発作か否かを鑑別することが非常に困難である、という点があげられる．おそらく看護師から「発作」の報告を受けても、それが真の新生児発作なのか否かの判断に迷うようなケースは多くの医師が経験しているであろう．逆に無呼吸のように発作を疑いにくい症状のみを呈することもあり、さらに臨床症状を呈さない subclinical seizure も存在する．

　新生児発作を早期に正確に診断することができれば、抗てんかん薬による早期治療介入が可能になるだけではなく、急性症候性発作を引き起こすような病態の早期検索にもつながる．これらはいずれも児の長期発達予後の改善へとつながる可能性があるため、臨床的な意義は非常に大きい．しかし、新生児発作は上記のように臨床症状のみでの診断は困難であり、また実際の現場では新生児発作のハイリスク群と考えられる病態（重症新生児仮死、心奇形、手術前後、重症感染症、代謝疾患など）では呼吸循環管理を含む濃厚な治療を受けていることが多いため、診断に使用できる検査はベッドサイドで簡便に行えるものが中心となる．診断の gold standard は脳波検査である．過去には NICU スタッフがエピソード時の VTR で新生児発作か否か判断しても正答率は半分ほどであったとする報告もあり、脳波なくして新生児発作の診断や除外は不可能であるといえる．従来の脳波検査（conventional electroencephalography：cEEG）も非侵襲的にくり返し行うことができるため非常に有用である．しかし、新生児脳波は広く普及しているとはいえ、まだまだ敷居の高さは施設ごとに大きく異なり、連日の検査が困難な施設も多い．加えて新生児発作のモニタリングのためには多くの場合、長時間の連続した記録が必要となり、モニタリング結果を治療にリアルタイムで反映させるためには、訓練された特定の医師だけでなく一般の小児科医・新生児科医やベッドサイドの看護師もひと目で発作を認識できる必要がある．amplitude-integrated electroencephalography（aEEG）はこれらのニーズに応える新生児発作の評価方法としても多くの施設に普及している．aEEG は少数電極であれば誰でも簡単に装着することが可能で、例えば夜間でも特別な訓練を受けていない当直医や看護師により装着することが可能となる．長時間のモニタリングにも適しており、以下に詳細を示すように発作の認識が比較的容易であり、長時間でのトレンドを一画面で確認できるなど新生児発作を管理するにあたり多くのメリットを有する．

　ただし、aEEG のみのモニタリングでは cEEG と比較した場合、発作を見落としたり、逆に発作と見誤ったりすることが一定数あるのも事実である．したがって、新生児発作の管理を行ううえでは aEEG のみでのモニタリングには限界があり、必要に応じて cEEG を併用する必要があることを理解しておくことが肝要である．これら 2 つのモダリティの関係はそれぞれの短所を相互に補完するものであり、ちょうどベッドサイドのモニター心電図と 12 誘導心電図の関係と同様であると考えると理解しやすい．不整脈の詳細な分類や心筋梗塞の確定診断に 12 誘導心電図が必須であるのと同様に、新生児発作の正確な診断や詳細な評価においては 8 チャネルで記録した cEEG も確認することが必要になる．

V aEEG

aEEG でみる新生児発作

新生児発作の cEEG での所見として，くり返しみられる repetitive，同一形態の stereotyped，律動的な rhythmic 波形が特徴的である（図V21）．1 回の発作の持続時間は比較的短く，多くの場合 1～3 分ほどで，発作の開始部分では周波数や振幅が漸増し，終了部分ではこれらが漸減する．これをふまえ，新生児発作が aEEG でどのような所見として現れるかみてみよう．aEEG のバンド 1 本は cEEG での 15 秒間分の最小振幅値（下のライン）と最大振幅値（上のライン）を示している．aEEG で発作をみる場合，最小振幅値すなわち下のラインに着目する．同一形態の波形がくり返し出現することから，ほ

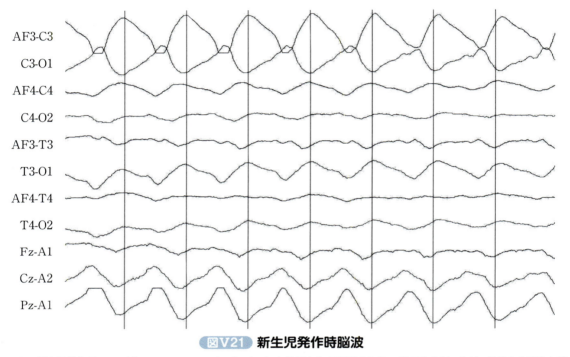

図V21 新生児発作時脳波

cEEG で新生児発作は repetitive, stereotyped, rhythmic な波形として認識される．図では C3 に 1 Hz 前後の典型的な発作時活動を認める．

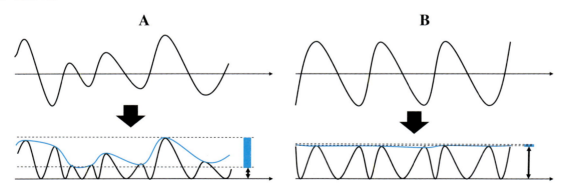

図V22 非発作時と発作時の脳波の比較

A：非発作時の cEEG（上段）から aEEG のバンドへの変換（下段）．様々な大きさの波が存在するので，最小振幅値（図の↕部）は小さな波を反映して低くなる．
B：発作時の cEEG（上段）から aEEG のバンドへの変換（下段）．発作時には同じ大きさ・形態の波がくり返すので，最小振幅値（図の↕部）は高くなる．

C 新生児発作

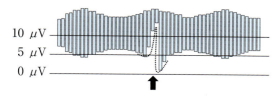

図V23 新生児発作時 aEEG シェーマ

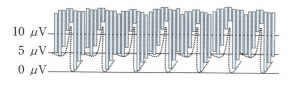

図V24 断続的発作時 aEEG シェーマ

かの部位に比べて最小振幅値は上昇する（図V22）．これに振幅の漸増・漸減が加わり，発作直後は脳波活動が抑制されるため，aEEGでひとつの発作をみると最小振幅値のラインが成人の睡眠時脳波でみられる hump（vertex sharp transients）のような形態で一過性の上昇を示す（図V23）．また，断続的にくり返す発作がある場合，aEEGではこのような最小振幅値ラインの上昇をくり返すため，のこぎりの歯（sawtooth）のようなパターンを呈する（図V24）．このように aEEG での新生児発作に伴うパターン変化は明瞭で認識しやすい．また一定時間における発作頻度も視覚的に瞬時に認識できるため，例えば薬剤を投与する前後での発作頻度を比較するような場合にも有用である．

aEEGで新生児発作を管理する場合の注意事項

新生児発作は一部の例外を除き基本的に焦点発作であり，ひとつの発作の中で広がったり，ほかの部位に移動したりする．このため，特に電極数を減らして記録を行う場合，電極の位置は重要となる．一般的に中心部の電極は発作を捕捉できることが多く，cEEGの場合発作全体の約80％を中心部の電極のみで認識することができるとされている．逆に前頭部では発作を捕捉できることは少ないとされており，前頭部のみでの記録は避けるべきであろう．やや装着が煩雑になるものの，電極数やチャネル数を増やせば当然ながら発作の検出感度は上昇する．

aEEGでのモニタリングを行いながら新生児発作の診断や加療を行う場合，最も注意が必要なのは発作の見落としである．過去にaEEGとcEEGの発作検出感度に関して比較検討した研究は多くあるが，発作の一つひとつに着目するとaEEGで検出できたのはcEEGで検出された全発作の約30％とされる．aEEGでの発作の検出感度にかかわる因子として発作頻度や持続時間がある．30秒を越える発作ではaEEGでの検出が容易となり，重積状態であればすべての発作がaEEGで検出可能であった．逆にいえば，単発の30秒に満たない発作についてはaEEGでは検出できない可能性が高いということを理解しておく必要がある．

発作間歇時の脳波活動も aEEG での発作の認識に影響を与える因子のひとつである．発作間歇時の脳波が continuous low voltage（CLV）である場合や burst suppression（BS）である場合には，もともとの最小振幅値ラインが低く変動が乏しいため，その上昇を認識しやすい．一方もともと脳波活動の抑制がない，もしくは軽度の場合，最小振幅値ラインは高くなるだけでなくサイクリングに伴い生理的にも上下に変動するため，新生児発作に伴う一過性の上昇の認識が困難な場合もある．

一方で aEEG の新生児発作検出における特異度は比較的高く，偽陽性は少ないとされる．しかしながら，実際の現場では筋電図や体動によるアーチファクトで新生児発作様の変化を呈することはしばしば経験される．やはり aEEG で発作が疑われた場合は同時記録されている cEEG もあわせて確認することが重要である．aEEGとcEEG両者の特徴を理解して目的に応じて使い分けることで新生児発作のよりよい管理につながる．

（鈴木健史・久保田哲夫）

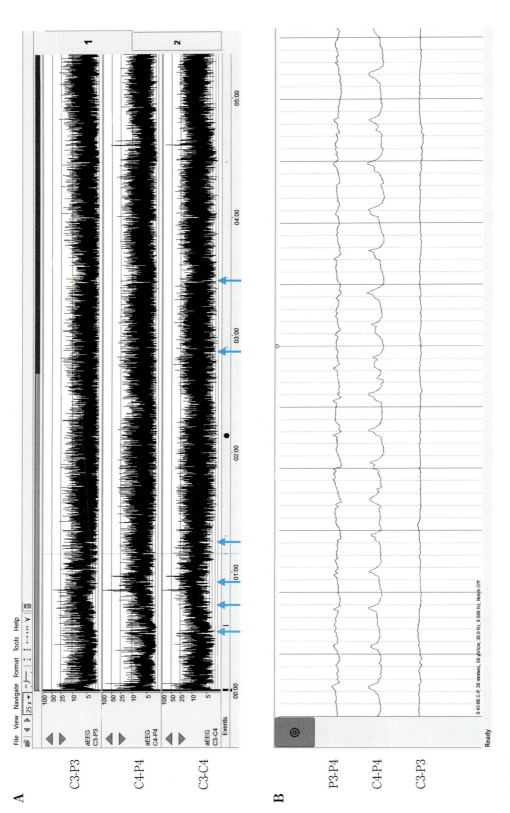

図 V25 新生児発作の aEEG（1）

ヒトパレコウイルス 3 型感染症。修正 38 週での aEEG。徐脈を伴わない無呼吸発作に一致して、aEEG で最小振幅値の上昇を呈した（A ↑）。同時記録された cEEG で repetitive, stereotyped, rhythmic な 2 Hz の波形が右中心頭頂部優位に出現していた（B）。A 中の●で示される部分も aEEG では最小振幅値が上昇しているようにみえるが、cEEG で確認するとアーチファクトであった。新生児発作では、本症例のような徐脈を伴わない無呼吸は典型的症状のひとつである。

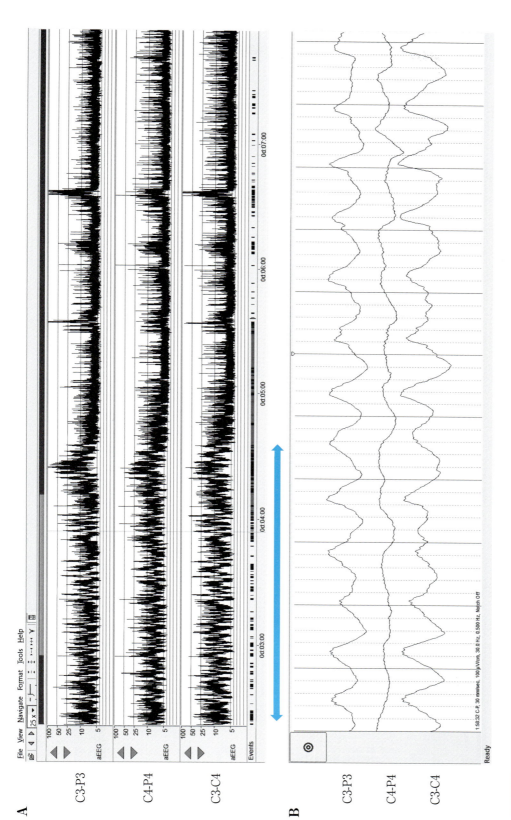

図V26 新生児発作のaEEG (2)

リステリア感染症, 修正38週でのaEEG. aEEGではくり返す新生児発作により最小振幅値ラインの上昇をくり返すため, のこぎり歯状のパターン (saw-tooth pattern) を呈している (A➡). 同時記録されたcEEGではrepetitive, stereotyped, rhythmicな1～1.5 Hzの波形が左中心頭頂部優位に出現している (B). 発作間欠時の脳波活動が高度に低下しているため, 図V25や図V27と比較して最小振幅値の上昇が認識しやすい. 本症例のaEEGは発作が断続的に続いている場合に認められるsaw-tooth patternの典型例である.

AF3-C3

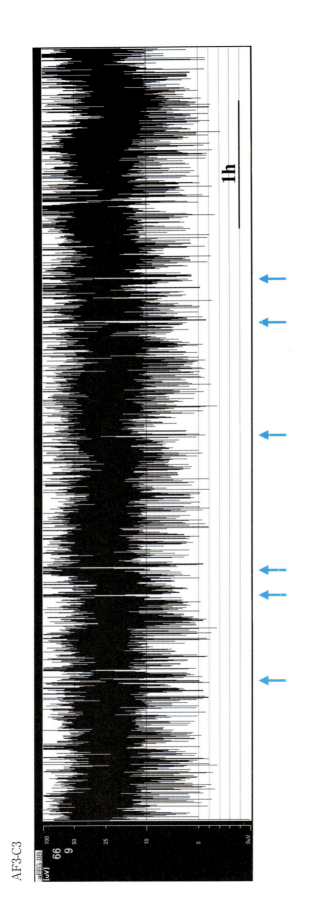

図 V27 新生児発作の aEEG（3）

低酸素性虚血性脳症．修正 40 週での aEEG．cEEG で repetitive, stereotyped, rhythmic な典型的な新生児発作の波形を呈したが，1 回の発作持続時間が比較的短かったため aEEG での最小振幅値の上昇はときに判読しにくい箇所もあった．実際に同時記録された cEEG で発作時活動を認めた部位を➡で示す．背景脳波が CLV や BS の際は，最小振幅値の上昇がわかりやすいが，本症例のように背景脳波活動が保たれる場合は，判読が困難な場合もあるため注意を要する．

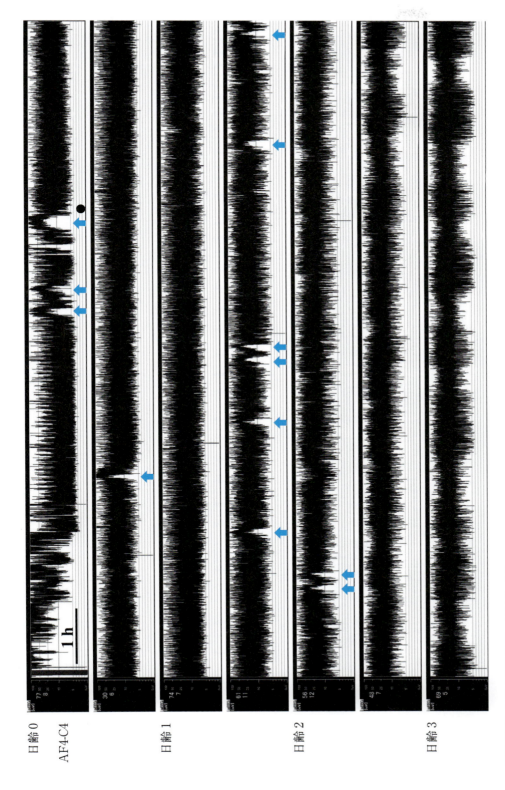

図V28 新生児発作のaEEG (4)

低酸素性虚血性脳症．修正40週でのaEEG．Sarnat 2度の低酸素性虚血性脳症に対して低体温療法中のaEEGである．記録中，臨床症状を伴わない脳波上の発作（subclinical seizure, ↑）のみが確認された．aEEGでは長時間の経過を視認しやすく，本症例でも薬剤投与（●）により発作頻度が一時的に減少することや，6段目後半からサイクリングが出現してくる様子がよくわかる．新生児では臨床症状を伴わない脳波上の発作のみを呈することはよく経験する．鎮静や筋弛緩薬を使用している時のみならず，重症管理を必要とするような児においては脳波モニタリングによる脳機能評価は必須である．

201

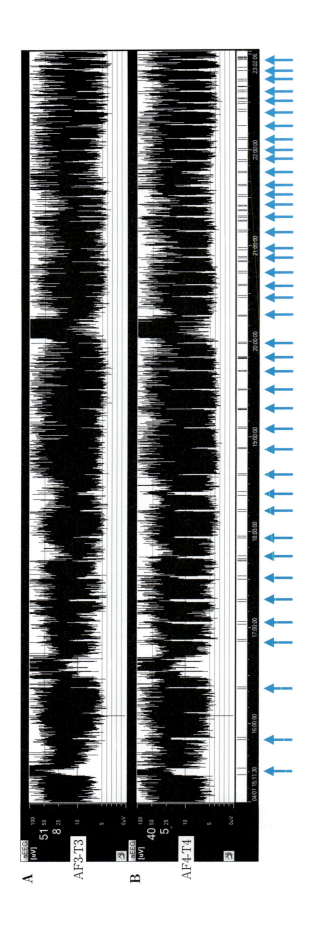

● 図V29 **新生児発作のaEEG（5）**

低酸素性虚血性脳症．修正40週でのaEEG．臨床症状は出現しなかったが，aEEGでは新生児発作部位（→）でほかの部位に比べて最小振幅値が上昇する典型的な発作パターンを呈した．本例も臨床症状を伴わない脳波上の発作（subclinical seizure）のみを呈していた．B（AF4-T4）ではA（AF3-T3）よりも明確に発作を認識することができる．このように電極の部位や数によってaEEGで認識できる発作の頻度や数異なることは認識しておく必要がある．

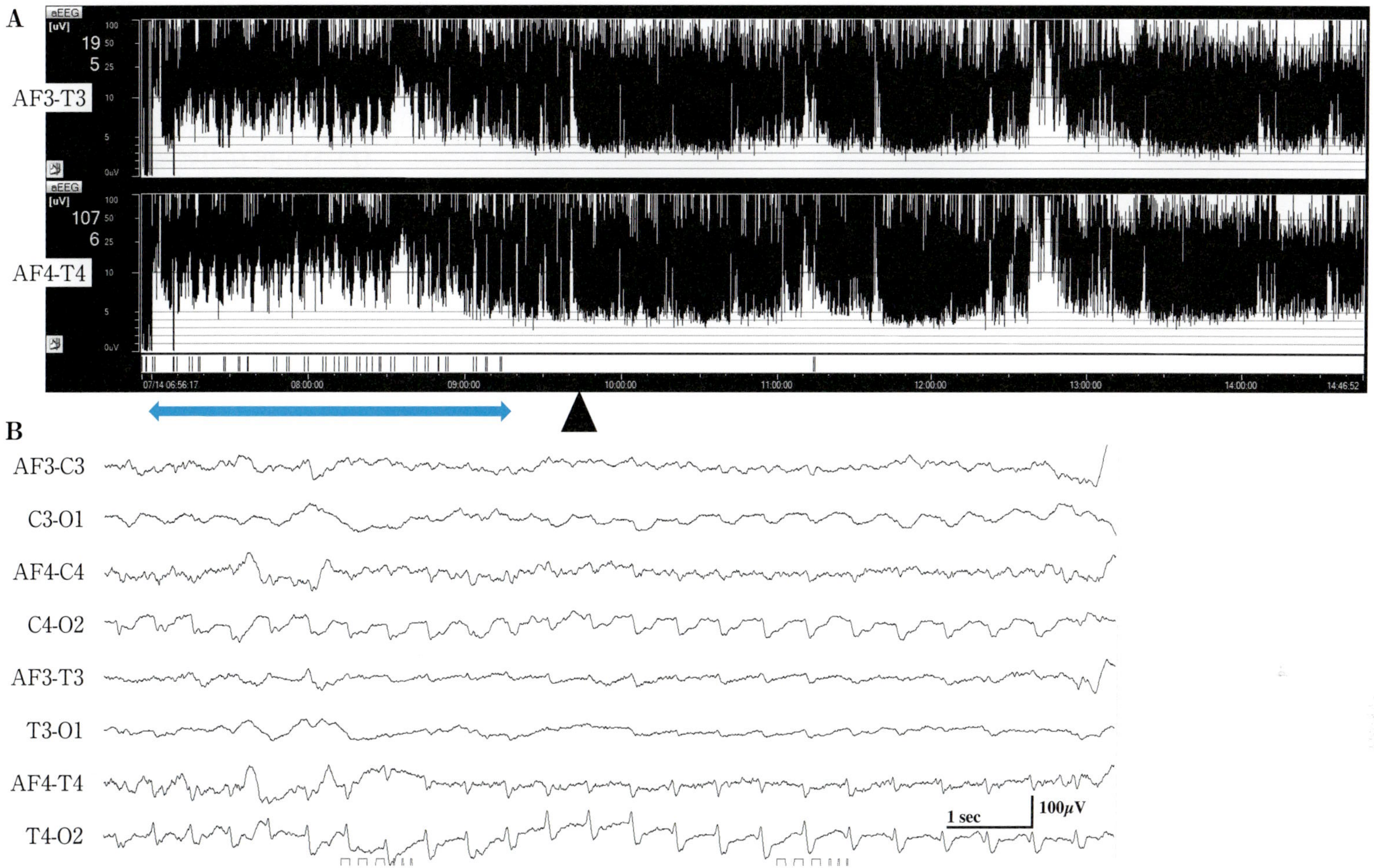

図V30 新生児発作のaEEG (6)

18トリソミー，修正39週でのaEEG/cEEG。無呼吸発作が頻発し，それに対応してaEEGではかの部位に比べて最小振幅値が上昇する典型的なパターンを呈した (A ↕)。▲の抗てんかん薬 (phenobarbital：PB) 使用から発作頻度が減少しているだけでなく，軽度ながら最小振幅値が下がっている (脳機能が抑制されている) こともわかる。cEEG (B) で右側頭後頭部優位に repetitive, stereotyped, rhythmic な波形が出現した。PB使用 (▲) 以降もaEEGでは新生児発作様に最小振幅値は上昇しているようにみえる部分があるが，cEEGで確認するとアーチファクトであった。

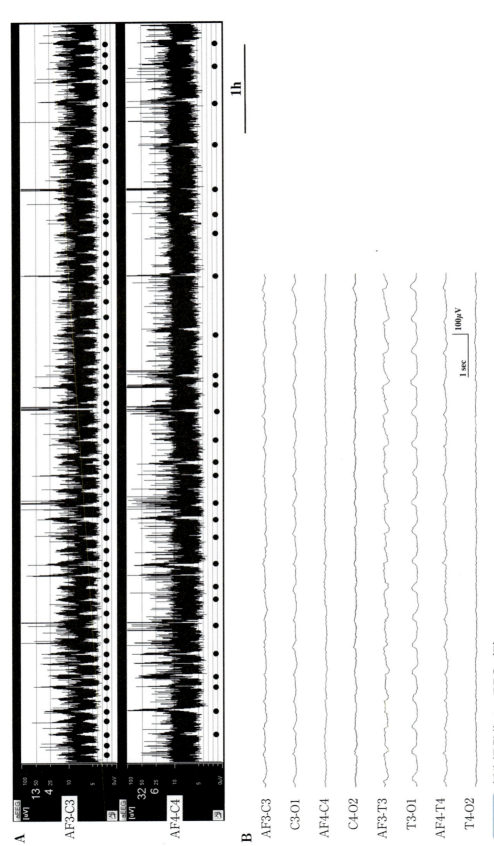

図V31 新生児発作のaEEG（7）

低酸素性虚血性脳症. 修正34週でのaEEG/cEEG. aEEG（A）は頻回に新生児発作部位ではかの部位に比べて最小振幅値が上昇する典型的な発作パターン（●）を呈し, 左優位に出現している. cEEG（B）は1.5 Hz前後の左中心部から側頭部に広がる repetitive, stereotyped, rhythmic な波形を認めた. 新生児発作では抗てんかん薬による治療後, 脳波上の発作のみが残存することはよく経験され, 脳波モニタリングによる評価が必要である. 左（Aの1段目）で右（Aの2段目）よりも高頻度に発作が確認されている.

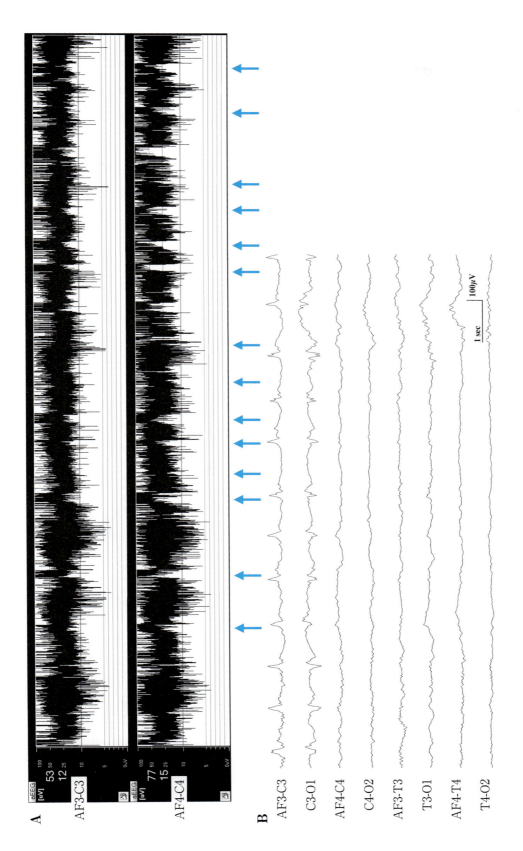

図 V32 新生児発作の aEEG（8）

右側頭葉出血，修正 39 週での aEEG．aEEG (A) では新生児発作部位ではかの部位に比べて最小振幅値が上昇する典型的な発作パターンを呈している．cEEG (B) は左中心部から repetitive, stereotyped, rhythmic な新生児発作の波形を呈した．本症例では頭部 MRI 上病変は右側頭葉であるが，脳波では左右どちらからも発作時変化が確認できる．

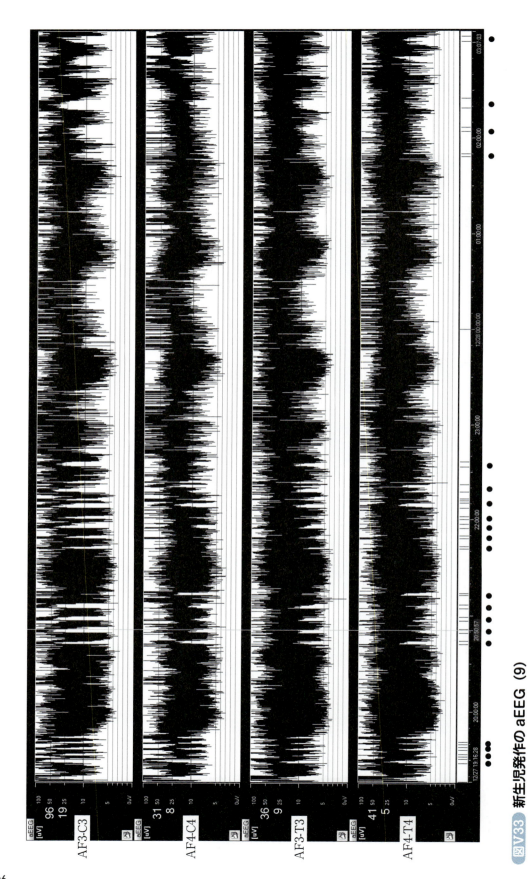

図V33 新生児発作のaEEG (9)
両側中大脳動脈梗塞,修正41週でのaEEG. aEEGではサイクリングが認められる. ●部分に新生児発作が確認できる.

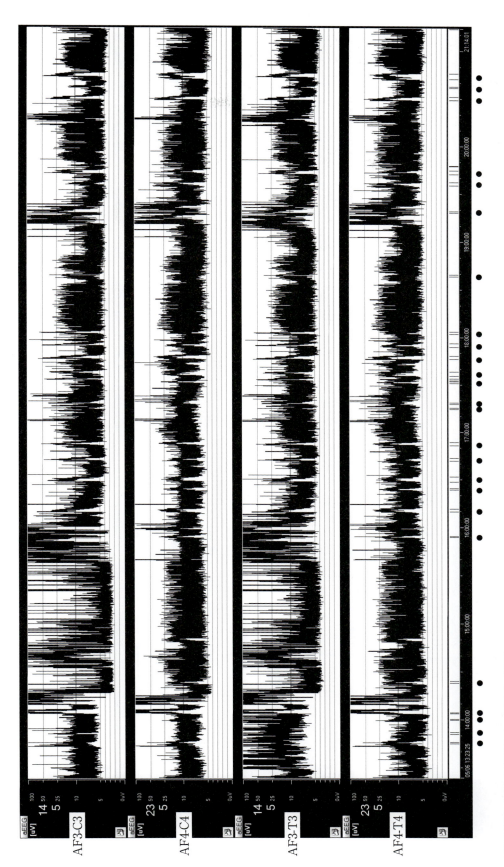

図V34 新生児発作のaEEG（10）

低酸素性虚血性脳症，修正39週でのaEEG．aEEGではアーチファクトが多く最小振幅値が高く記録されているが，背景脳波活動はCLV（continuous low voltage）と考えられる．●部分に新生児発作が確認できる．

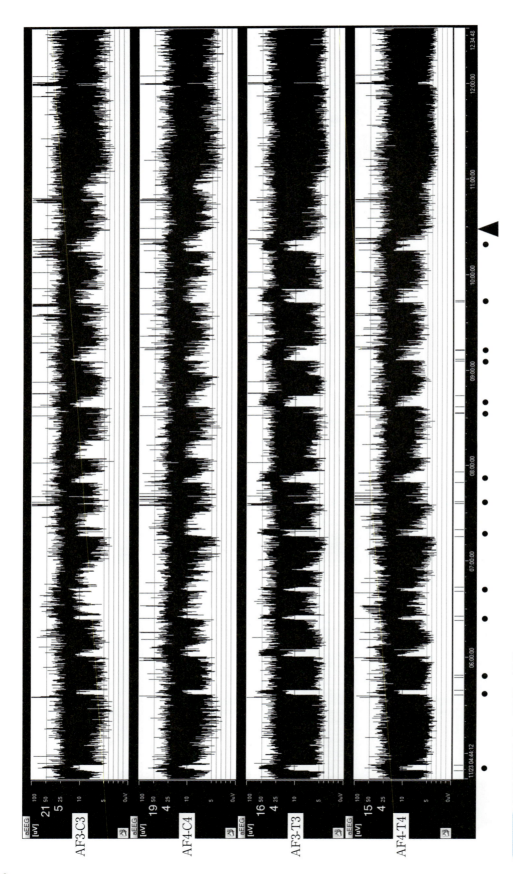

図V35 **新生児発作のaEEG（11）**

脳実質出血，修正39週でのaEEG．aEEG背景脳波はDNV（discontinuous normal voltage），●部分に新生児発作が確認できる．抗てんかん薬使用（▲）以降発作は消失した．

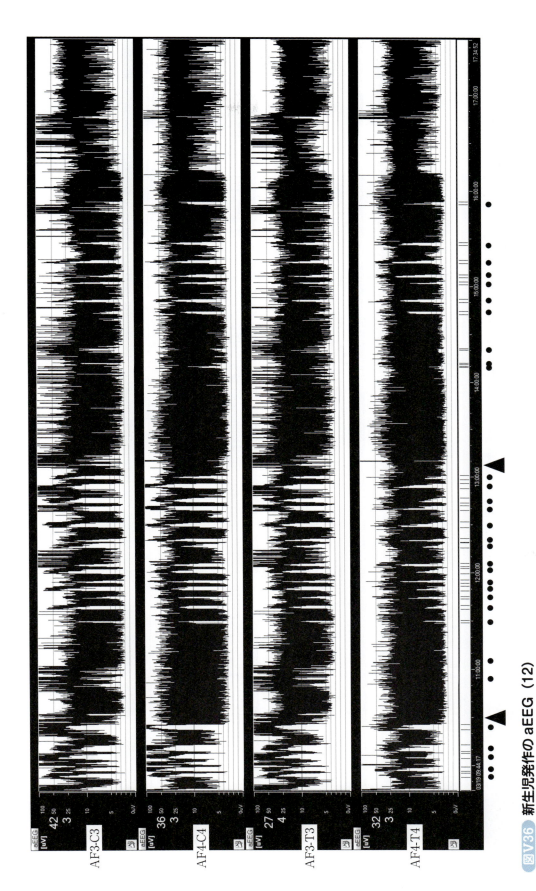

図 V36 新生児発作の aEEG (12)

多発奇形症候群,修正 38 週での aEEG.●部分に新生児発作が確認できる.抗てんかん薬を使用(▲)すると一時的に発作頻度が減少するが消失はしない.

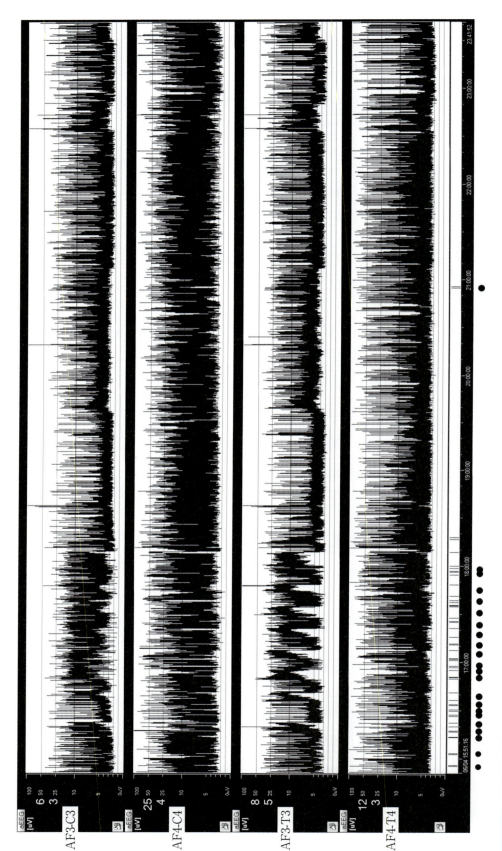

図V37 新生児発作のaEEG (13)

低酸素性虚血性脳症、修正40週でのaEEG。aEEG背景脳波はBS (burst-supression) パターン。●部分に、様々な持続時間の新生児発作が確認できる。持続時間が短いものはaEEGのみでは発作の認識が困難であった。

VI 新生児脳波の実際とその応用

A 新生児脳波の録りかた
B 新生児脳波のレポートの書きかた
C 新生児期における脳波の臨床応用

新生児脳波の録りかた

　これまで述べてきたように，新生児脳波は波形そのものを判読する．したがって，一定の条件を保持して判読することが望ましい．電極やモンタージュ，フィルタなどの記録条件を変えてしまうと，正常所見や異常所見などの知見の蓄積が困難になる．紙記録の場合には，条件の統一は容易であった．しかし，現在はデジタル記録が一般的であり，モニター上で判読することになる．モニターでは解像度や表示の縦横比が機種によって異なるため，判読条件の統一はむしろ困難である．この問題を多少なりとも解決するには，新生児脳波を判読する時の条件を施設ごとに決めておくのがよい．

　本章の記載は，どうしてもある程度は専門的なことばを使用せざるを得ない．わからない部分はそれぞれの施設の脳波検査担当の検査技師に尋ねるとよいだろう．

頭皮電極

1. 電極の位置

　従来用いていた電極は，AF3，AF4，C3，C4，O1，O2，T3，T4 の 8 電極である（図Ⅵ 1）．AF3 は Fp1 と F3 との中点，AF4 は Fp2 と F4 との中点である．前頭部の電極については，AF3・AF4 の代わりに Fp1・Fp2 を用いても判読に問題が生じる可能性は低いため，最近は Fp1・Fp2 を用いることも多い．さらに，可能であれば Fz・Cz・Pz の正中部にも電極を装着するとよい．また，デジタル脳波計を用いる場合は，A1，A2 の不関電極を装着し，解析に用いることもある．注意が必要なのは，脳波計のリファレンスの電極を装着しなければいけないことである．例えば，日本光電社製の脳波計ではリファレンスが C3・C4 に設定されており，この電極は装着する必要がある．

2. 電極の付けかた

　まず，アルコール綿などで胎脂や血液などを可能な限り拭き取り，頭皮をよく擦る．もし可能なら，スキンピュア®などのスクラブを用いてさらによく擦る．この過程が，よい記録をするうえでは極めて重要である．超低出生体重児では，綿棒の先にスクラブを付けて擦ったりすることもある．また，超低出生体重児にはアルコールの使用を控える施設もあり，そのような場合は生食水で湿らせた綿などを用いて胎脂を拭き取る．

　次に，頭皮に電極ペーストを擦り込む．この際に，少量のペーストで頭髪をかき分けて，頭皮を露出させるとよい．続いて電極にもペーストを擦り込み，頭皮に装着する．ペーストは少ないとうまく固定できないし，多すぎるとかえって電極が不安定になる．超低出生体重児では，この時にも綿棒を用いてペーストをつける工夫をしている施設もある．

　理想的には，インピーダンスを 5 kΩ 未満まで落とす必要がある．手慣れた技師では，このレベルまでインピーダンスを下げることができることが多い．しかし，初心者ではなかなかこのレベルには達しないことがほとんどであろう．インピーダンスが高い状態は望ましくはないが，最近の脳波計ではこのような悪条件でもある程度判読に堪える脳波を記録できることが多い．

3. 脳波電極キャップ

　近年，多数の脳波電極を配置したキャップ状のデバイスが様々なメーカーから発売されてお

A 新生児脳波の録りかた

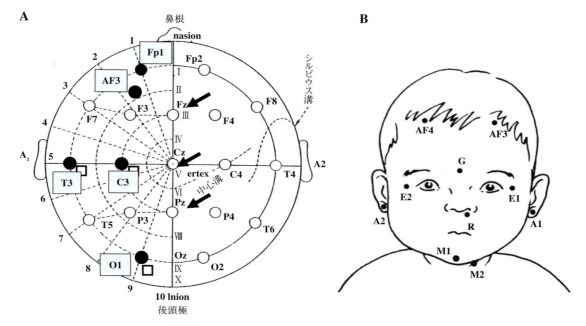

図VI1 頭皮電極および生理学的指標の配置

A：国際10/20法に基づく頭皮電極の配置．新生児脳波では●で示した電極を用いる．➡で示した正中部の電極を加えてもよい．なお，AF3はFp1とF3との中点，AF4はFp2とF4との中点である
B：生理学的指標の配置．G：ボディアース，E1・E2：眼球運動，A1・A2：耳朶（不関電極），R：呼吸（サーミスタ），M1・M2：オトガイ筋電図

り，新生児にも対応している．キャップを被らせたあとに，使用する電極部にゲルを注入することで脳波が記録できる．電極を装着する手間を省き，安定した脳波記録が可能になるため便利である．小さいサイズのものでは在胎28週くらいまでの早産児にも対応できると思われるが，超早産児では適切なサイズの製品がない．なお，現状では新生児脳波を録り慣れている施設では，ルーチンに使用しているところはないようである．

4. ボディアース

多くの脳波計でボディアースが設定されており，前額の真ん中にアース用の電極をほかの頭皮電極と同じように装着する（図VI1-B）．ボディアースの装着は交流ノイズの軽減に有効である．

5. 電極を安定させる

頭皮電極およびポリグラフの電極の装着後に，乾綿を載せて覆ったり，さらに長時間安定した記録を行うには弾力包帯で固定したりする．

6. ノイズ・アーチファクトの除去

NICU内は極めて多数の電子機器があるため，交流ノイズに悩まされることが多い．脳波の電極コードがモニターのコード類を横切るだけで交流ノイズが入ることもあり，電極ボックスの位置を工夫するなどしてこのような状態を避けるように心がける．できるだけ脳波電極のコードをまとめて束にしたり，電極コードがほかのモニター機器のコードを横切らないようにするとよい．

熟練の検査技師の話では，最も多いノイズ源は輸液ポンプだということであり，可能な限り輸液ポンプを電極や電極ボックスから離すとノ

イズが軽減することが多いようである．また，電極ボックスを少し動かしただけでノイズが消えることも経験するそうである．

どうしてもノイズが記録の妨げになる場合には，疑わしい機器の電源を抜かざるを得ないことがあるが，呼吸器などがノイズ源である場合，これは不可能である．近年の脳波計はノイズフィルタが極めて有効であり，実際にはACフィルタをオンにすれば判読に可能なレベルにノイズをキャンセルできることがほとんどである．しかし，どうしてもノイズを除去できない場合には，ハイカットフィルタを30～35 Hzくらいまで下げてよい．

交流ノイズ以外にも様々なアーチファクトがあり，その軽減に努める．電極が保育器内のマットに触れているために出現するアーチファクトは，頭の位置を変えると消失・軽減することがある．同様に，頭部の運動や呼吸によるアーチファクトも，頭の位置を変えることにより軽減することができる．高頻度振動人工換気（high frequency oscillatory ventilation：HFO）を施行していると頭部もHFOと同じ15 Hzで振動してしまうため，15 Hzの定常的なアーチファクトが混入する．このアーチファクトは除去が困難であることが多い．筋電図は，側頭部や前頭部に混入しやすい．眉をしかめる動作，振戦や吸啜運動，眼瞼や眼球の動き，舌の動きなどがアーチファクトの原因となることもある．記録中に患児の動きなどを観察することにより，脳波とアーチファクトの判別がしやすくなる．

ポリグラフ

新生児脳波では，動睡眠・静睡眠の区別が重要であり，ポリグラフで記録するのが望ましい．しかし，修正30週未満の早産期は睡眠周期も明瞭でなく，状態の判定における生理学的指標の有用性は低いので，必ずしも必要とは限らない．

1. 眼球運動

通常の新生児脳波記録では，眼球運動は両側眼窩外側を結んだ1チャネル（E1-E2）で十分である（図Ⅵ1-B）．一側は眼窩外側縁の0.5 cm上でやや外側，反対側は眼窩外側縁の0.5 cm下でやや外側に電極を装着するとよい．

そのほかの記録法としては，眼窩外側縁と同側の耳朶を結ぶ誘導で2チャネル記録する方法（E1-A1，E2-A2）や，両側耳朶を結んで基準電極とする方法（E1-AV，E2-AV，AVはA1とA2との平均）がある．詳細に記録する際には眼窩の上下にも電極を付けることがあるが，ほとんどの場合そこまでは必要がない．

2. オトガイ筋電図

オトガイ隆起または下顎の先にひとつと，気管の左（または右）の二腹筋にひとつ電極を装着し，これらを結んで記録する（図Ⅵ1-B）．吸啜させて，最も筋がよく動く部位に付けるとよい．早産児は顎が小さく電極装着が困難であり，オトガイ筋電図の有用性も低いため，しばしば省略する．一方，正期産期では可能な限り電極を装着すべきである．

3. 心電図

様々な電極の配置で記録可能である．前胸部の鎖骨から十分離れた位置で，正中線から等距離に電極を付けるのが一般的である．両上肢に電極を付けても記録できるが，筋電図が混入しやすい．

4. 呼　吸

a インピーダンス法

胸部または腹部の左右の腋窩線上に，正中線から等距離で同じ高さに電極を装着する．呼吸運動を観察し，よく動く部位に付けるとよい．

b ストレインゲージ法

一般に，乳頭線の上または下1 cmの部位に，ストレインゲージを軽く伸展させてテープなどで留める．ストレインゲージは何度もくり返し

表VI1 ポリグラフの記録条件

指　標	時定数	ハイカットフィルタ	ゲイン(μV/mm)
脳　波	0.3 秒 (0.5〜0.53 Hz)	60 Hz (30 Hz まで下げてもよい)	10
心電図	0.1 秒	15 Hz	適宜
呼　吸	0.3 秒または 1.5 秒	15 Hz	適宜
眼球運動	0.3 秒または 1.5 秒	30 Hz	適宜
オトガイ筋電図	0.05 秒	Off	適宜

表VI2 脳波モンタージュの例（早産期用）

	安城更生病院	岡崎市民病院	名古屋大学
1 Ch	AF3-C3	AF3-C3	Fp1-C3
2 Ch	C3-O1	C3-O1	C3-O1
3 Ch	AF4-C4	AF4-C4	Fp2-C4
4 Ch	C4-O2	C4-O2	C4-O2
5 Ch	AF3-T3	AF3-T3	Fp1-T3
6 Ch	T3-O1	T3-O1	T3-O1
7 Ch	AF4-T4	AF4-T4	Fp2-T4
8 Ch	T4-O2	T4-O2	T4-O2
9 Ch		Fz-A2[*]	T3-C3
10 Ch	眼球運動	Cz-A1[*]	C3-Cz
11 Ch	呼吸（胸郭）	Pz-A2[*]	Cz-C4
12 Ch	心電図	呼吸（胸郭）	C4-T4
13 Ch		心電図	心電図
14 Ch			呼吸（胸郭）

[*]：超早期産児では省略することもある
AF3 は **Fp1**，**AF4** は **Fp2** でもよい

表VI3 脳波モンタージュの例（正期産期用）

	安城更生病院	岡崎市民病院	名古屋大学
1 Ch	AF3-C3	AF3-C3	Fp1-C3
2 Ch	C3-O1	C3-O1	C3-O1
3 Ch	AF4-C4	AF4-C4	Fp2-C4
4 Ch	C4-O2	C4-O2	C4-O2
5 Ch	AF3-T3	AF3-T3	Fp1-T3
6 Ch	T3-O1	T3-O1	T3-O1
7 Ch	AF4-T4	AF4-T4	Fp2-T4
8 Ch	T4-O2	T4-O2	T4-O2
9 Ch	Fz-A1	Fz-A2[*]	T3-C3
10 Ch	Cz-A2	Cz-A1[*]	C3-Cz
11 Ch	Pz-A1	Pz-A2[*]	Cz-C4
12 Ch	眼球運動	オトガイ筋電図[*]	C4-T4
13 Ch	心電図	眼球運動[*]	眼球運動[*]
14 Ch	オトガイ筋電図[*]	呼吸（胸郭）	心電図
15 Ch	呼吸（胸郭）	心電図	オトガイ筋電図[*]
16 Ch	呼吸（鼻孔）[*]		呼吸（胸郭）

[*]：ポリグラフの必要がない場合は省略することもある
AF3 は **Fp1**，**AF4** は **Fp2** でもよい

使用するため清潔保持に難点があるが，胸郭または腹部の呼吸運動を確実に記録するにはよい方法である．超早産児では使用しにくい．

◎サーミスタ法

呼気と吸気との温度差を感知するもので，鼻孔付近の気流があたる場所に装着する（図VI1-B）．人工換気中の児には使用できない．無呼吸のある児では，中枢性無呼吸と閉塞性無呼吸との鑑別のため，気流を感知するサーミスタ法と，胸郭運動を感知するインピーダンス法またはストレインゲージ法との両者を用いる必要がある．中枢性無呼吸では気流と胸郭運動が同時に低下するが，閉塞性無呼吸では気流が低下しても胸郭運動は低下せず，両者の鑑別に有用

である．

記録条件

表VI1 に，各項目の記録条件を示す．特に重要なのは，脳波の記録条件である．新生児脳波では徐波の周波数や形態が極めて重要であるので，脳波の時定数は必ず 0.3 秒に固定する．時定数でなくローカットフィルタで設定する場合は，0.5 または 0.53 Hz とする．時定数またはロー

カットフィルタを変更してしまうと徐波の波形が大きく変化し，判読に大きな支障をきたす．

紙記録の場合，紙送り速度は3 cm/秒とする．欧米では，しばしば1.5 cm/秒で記録されているが，波形の変化がわかりにくくなるので推奨できない．

1. 鎮　静

新生児では脳波記録のために鎮静を行わない．自然な睡眠周期の記録が重要である．

2. 記録時間

新生児は授乳後に入眠するので，電極の装着を授乳前に行って，授乳直後から記録をはじめるとよい記録が得られやすい．少なくとも静睡眠時とその前後の動睡眠時とが記録できれば，臨床的に必要な情報は得ることができる．したがって，記録時間は40～60分で十分なことが多いが，睡眠段階が変わらない場合は，60分は記録することが望ましい．睡眠覚醒周期を完全に記録するには，3時間以上の記録が必要である．睡眠周期が不明確な場合や長時間脳波パターンに変化がない場合は，触覚刺激や音刺激を与えて脳波の変化を観察する．

3. 実際のモンタージュの例

表Ⅵ2，表Ⅵ3に，実際に先進的な施設で記録されているモンタージュの例を示す．これらを参考に，各施設でモンタージュを決めるとよい．しかし冒頭で述べたように，最初の8チャネルについては変更すべきでない．これを守らない場合，本書からの知識を生かすことが難しくなる．

新生児脳波に不慣れな施設では，まずポリグラフを省略した8チャネルの脳波を記録してみるとよいだろう．そうすれば，意外に簡単に脳波が記録できることがわかると思う．

（奥村彰久）

新生児発作と睡眠時期

新生児発作の原因として，近年は低酸素性虚血性脳症によるものが多いが，以前は低カルシウム血症によるものが非常に多かった．前者と異なり，後者では脳実質障害がないので背景脳波は軽度の異常しか示さず，睡眠周期は保たれる．

そこで，発作の起こる睡眠時期を検討したところ，動睡眠77%，不定睡眠17%，覚醒1%で，静睡眠で発作の起きた例はなかった．年長児，成人の発作ではNREM睡眠や覚醒時にみられることが多いが，REM睡眠で起きることはないのと対照的である．新生児や乳児の視覚誘発電位や聴覚誘発電位においては，REM睡眠での陰性成分の振幅はNREM睡眠に比し大きい傾向があり，これは年長児や成人と逆である．

これらのことから，新生児では年長児と異なり，皮質ニューロンの刺激興奮性はNREM睡眠よりREM睡眠でのほうが大きいと考えられる．

（渡邊一功）

B 新生児脳波のレポートの書きかた

　新生児脳波を判読したら，レポートを書かねばならない．よい脳波レポートは貴重な財産である．新生児脳波のレポートの形式は，年長児や成人とは大きく異なる．

　図Ⅵ2に，われわれが現在使用している脳波レポートの形式を示す．現在はオンラインで判読し，脳波レポートシステムを利用してレポートを作成する施設が多い．記載内容でよく使用することばなどは，プルダウンから選択するように作成すると便利である．このレポート形式をたたき台にして，各施設で新生児脳波専用のレポートのフォーマットを作成するのがよいであろう．また，図Ⅵ3に脳波レポートの見本を示した．参考になれば幸いである．

　以下，図Ⅵ2内に付した番号に沿って記載内容を説明する．

①臨床情報

　在胎齢，出生体重，記録時の日齢は最低限必要である．そのほか，簡単に経過や合併症を書く必要がある．前回の脳波所見は，予後予測などの助けになることがある．

② behavioral state cycle・記録された睡眠段階

　behavioral state cycle は，睡眠覚醒のサイクルが認められるか否かを記載する．記録された睡眠段階は，動睡眠（AS），静睡眠（QS），静睡眠後の動睡眠（post QS-AS）が記録されているかを記入する．

③脳波コード

　動睡眠・静睡眠にみられた脳波パターンを，脳波コードに従って記入する．動睡眠時に複数の修正齢相当の所見を認めた場合には，322，323，343のように記載する．また，異常所見のため相当する修正齢が不明の場合は，—2や—7のように記載することもある．

④急性期異常，⑤慢性期異常

　急性期異常・慢性期異常それぞれの有無や，その重症度を記録する．その判断となった所見をその下に記載する．このレポート形式では発作時変化の記載が設定されていないが，独立させて設定したほうがよいと思われる．また，急性期でも慢性期でもみられる dysmorphic pattern・非対称性活動低下・左右非同期などについては，「その他の異常」の欄をつくるのがよいであろう．

⑥脳波年齢

　出現した脳波パターンから推定される脳波所見の成熟度を記載する．修正34週と36週の所見が混在する場合は，34〜36週と記載することもある．また，脳波コードが患児の修正齢（CA）と合致しているかを記載する．

⑦脳波判定

　脳波が正常か異常か，異常と判定した場合は異常の程度を記載する．

⑧予想される予後

　予想される予後を記載する．

⑨コメント

　比較的自由度が高く，記載内容に判読者の個性が反映される．定型的なフォーマットで記述できない所見や，異常といいきれないまでも気になる所見などを記載するとよい．また，自分なりの解釈を記載するのもよい．

〈奥村彰久〉

Ⅵ 新生児脳波の実際とその応用

脳波検査報告書 新生児用 （カルテ用）

作成　　　　依頼	検査月日　　　EEGNo.
登録番号 0000-010 患者氏名　　　性別・年齢 　テスト　1 生年月日 発行科・病棟名　　発行月日	基本情報

依頼情報

①

| 在胎　　週　　　日 | 日齢　　　日 | 修正齢　　週　　　日 | 出生体重　　　　g |

② Behavioral state cycle :　　　　　　　　　recording stage :
③ EEG code in　　AS :
　　　　　　　　　QS :

acute EEG abnormalities :　　　　　　　chronic EEG abnormalities :
　for　　　　　　　　　　　　　　　　　　for
④　　　　　　　　　　　　　　　　　　⑤

⑥ EEG age is　　　weeks　　　　　　　　　　　　for CA
⑦ EEG diagnosis :　　　　　　　　presumed outcome :　　⑧
　comments1 :
　comments2 :
　　　⑨

病院　生理検査室　　　記録者　　　　　報告医

図Ⅵ-2　脳波レポート形式

脳 波 検 査 報 告 書　新生児用　（カルテ用）

| 作成 | 依頼 | 検査月日 | EEGNo. |

登録番号
0000-010

患者氏名　　　　　性別・年齢
テスト　1

生年月日

発行科・病棟名　　発行月日

基本情報

依頼情報

前期破水と母体発熱があり在胎26週で出生した．
出生後の呼吸・循環はおおむね安定している．

| 在胎 | 26 週 2 日 | 日齢 1 日 | 修正齢 26 週 3 日 | 出生体重 892 g |

Behavioral state cycle : **present**　　　recording stage : **AS, QS, post QS-AS**

EEG code in 　AS : **262, 263, 283**
　　　　　　　QS : **267**

acute EEG abnormalities : **moderate**　　chronic EEG abnormalities : **absent**
for　　　　　　　　　　　　　　　　　　for
　　Decreased continuous pattern

EEG age is **26** weeks　　**consistent** for CA
EEG diagnosis : **moderately abnormal**　　presumed outcome : **subtle**

comments1 :
comments2 :

連続性パターンの持続が不良で，中等度の活動低下を認める．
神経学的後障害の可能性を否定できない．
2～3日後に再検査を考慮してください．

　　　　　　病　院　　生　理　検　査　室　　　記録者　　　　　　報告医

図Ⅵ3　脳波レポート見本

新生児期における脳波の臨床応用

はじめに

　新生児の脳機能を評価する新しい技術が発展しつつある今日においても，新生児脳波は最も診断と予後予測に有用な検査法のひとつである．低酸素性虚血性脳症（hypoxic ischemic encephalopathy：HIE）の評価においては，神経学的診察や新生児発作の有無よりも，背景脳波活動の評価のほうが予後予測において有用である．同じことが，正期産児に限らず早産児においてもあてはまる．新生児発作の診断において，脳波は gold standard な検査である．今日，amplitude-integrated EEG（aEEG）のような扱いが簡便でスクリーニングに有用な機器が，多くの NICU に装備されてきている．同時に，NICU で通常の脳波記録を行う頻度も増えている．両者を上手く組み合わせて活用すれば，新生児脳波は診断と予後予測にいっそう有用なものとなるであろう．さらに今後は，長時間ビデオ脳波同時記録が可能な NICU がわが国においても普及することが望まれる．

新生児脳波の適応

　新生児脳波は，臨床的に重篤な状態にあるすべての児，あるいは，新生児発作が疑われるか新生児発作が生じる危険のある病態〔例えば，HIE，脳室周囲白質軟化症（periventricular leukomalacia：PVL），脳室周囲出血性梗塞（periventricular hemorrhagic infarction：PVHI），中枢神経感染症など〕すべてに適応がある．臨床現場における脳波検査の適応を表Ⅵ4 に示す．例えば，薬物により筋弛緩下にある児では，神経学的診察は困難であろうし，脳波を

表Ⅵ4　脳波検査の適応

- すべての早産児（特に，32 週以下の早産児）
- 新生児脳症
- 子宮内発育不全
- 中枢神経合併症を認めた児（髄膜炎や水頭症など）
- 全身状態の悪化を認める児（敗血症や急性期離脱後循環不全など）
- 神経症状を認める児（筋緊張低下など）
- 多発奇形や何らかの先天異常を呈する児
- 新生児発作が疑われる児，あるいは新生児発作のハイリスク児
- 筋弛緩薬投与中の児

施行しなければ新生児発作は見逃されるであろう．脳波は非侵襲的な検査であり，ベッドサイドで何度でも施行できるため，全身状態の良し悪しに関係なく施行できる．1 回の脳波検査から得られる情報も少なくないが，くり返し記録することで得られる情報はさらに精密で豊富となる．つまり，経時的に脳波検査を行うことが脳波の有用性を最大限発揮することにつながる．新生児脳波は，NICU 入院中の重篤な状態にある児に対する，神経学的評価の一部である．

正期産児の低酸素性虚血性脳症（HIE）

　正期産児 HIE において，急性期異常である背景脳波活動の抑制の程度を評価することは，低体温療法の導入や予後予測の点で非常に重要である．予後予測の点で，急性期異常の重症度は神経学的診察にまさる．急性期異常が 3 週間以上遷延する症例では，最重度の画像所見を呈する児が多く，将来の West 症候群発症と関連する（表Ⅵ5）．背景脳波異常の評価法はいくつか知られているが，Watanabe の分類は正期産児の脳の生理的神経基盤に最も根づいた分類である〈図Ⅲ4（p.110）〉．いずれの評価法であっ

C 新生児期における脳波の臨床応用

表Ⅵ5 新生児低酸素性虚血性脳症児の West 症候群発症予測

		日齢 21 以降脳波の急性期異常	
		あり (n=5)	なし (n=12)
新生児期MRI病変	BGT+DWM	●●●●	
	BGT のみ	○	● ○○○○○○ ○○○
	Watershed		○○

● : West 症候群を呈した児
○ : West 症候群を呈さなかった児
BGT : 基底核・視床, DWM : びまん性白質障害

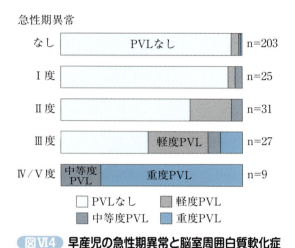

図Ⅵ4 早産児の急性期異常と脳室周囲白質軟化症

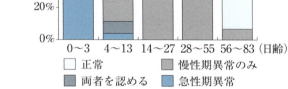

図Ⅵ5 PVL 児の経時的脳波変化

ても，中等度以上の急性期異常は不良予後とよく相関する．低体温療法は急性期異常の回復を遅らせることが知られる．HIE 児は新生児発作のハイリスク群である．そのため，1 回の脳波評価にとどまらず，可能な限り持続脳波モニタリングを行うべきである．HIE 児の管理上使用される鎮静薬や抗てんかん薬（フェノバルビタールやミダゾラムなど）もまた脳波の背景活動に影響を与えることに留意する．

早産児白質障害

1. 脳室周囲白質軟化症（PVL）

出生時から経時的に脳波記録を行えば，PVL の受傷の有無と受傷時期の推定が可能である．生後 3 日以内の脳波に急性期異常を認めない場合，児が将来 PVL と診断される可能性は 10 % 以下である．逆に，急性期異常を認めた場合，その可能性は急性期異常の重症度に応じて高率となる（図Ⅵ4）．一方，慢性期異常（disorganized pattern）は急性期を過ぎた生後数日〜2 週間に最も顕著に出現し，その後徐々に正常化に向かう（図Ⅵ5）．急性期異常の程度と慢性期異常の程度はある程度相関するが（表Ⅵ6），この両者を捕捉することで，より正確な予後推定が可能となり，また PVL の受傷時期を推定することも可能となる（図Ⅵ6）．脳波を用いて PVL の受傷時期を推定すると，近年診断される多くの PVL は出生時受傷である．

Ⅵ 新生児脳波の実際とその応用

表Ⅵ6 PVL児の急性期異常と慢性期異常の関係

		慢性期異常			
		なし	軽度	中等度	重度
急性期異常	なし	○○○○○	○▲■	■	
	軽度	○○	○○	○○▲■■	■■■
	中等度		▲▲■	○○▲■	▲■■■
	重度				■■■■■

○：非囊胞性PVL，▲：限局型囊胞性PVL，■：広汎型囊胞性PVL

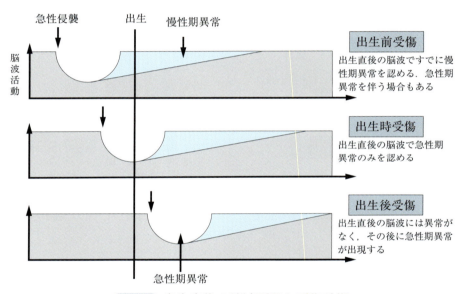

図Ⅵ6 出生直後の脳波所見と受傷時期

2. 脳室内出血（IVH）/脳室周囲出血性梗塞（PVHI）

多くのPVL児では出生直後の脳波から急性期異常が観察されるのに対し，PVHI児は，超音波検査上いまだ実質出血を認めない時期（生後36時間以内）の脳波には急性期異常を認めない（図Ⅵ7）．しかし，経時的に脳波を行えば，実質出血を呈した直後の脳波に急性期異常を認めるし，その後，予後不良例では慢性期異常が観察される（図Ⅵ7）．超音波検査による出血の部位と広がりは神経学的予後予測に有用であるが，脳波検査も同様に予後をよく推定する（表Ⅵ7）．

3. 超早産児型脳障害

在胎28週未満の超早産児にはPVLやPVHIといった粗大な白質障害がなくとも，神経発達症が高率である．その病態として，早産出生と多数の出生後要因が交絡し脳の正常発達が阻害された結果，神経発達症がもたらされると推定されている．重要な出生後要因として，低栄養と急性期離脱後循環不全がある．経腸栄養が不十分であった超早産児には，身体発育や頭囲の

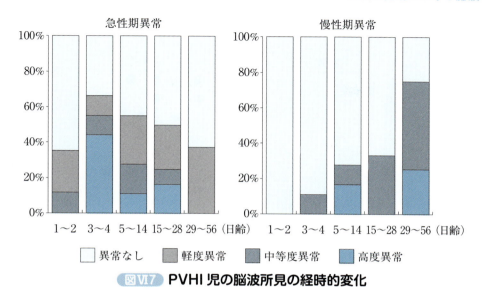

図Ⅵ7　PVHI児の脳波所見の経時的変化

表Ⅵ7　PVHI児の脳波所見と予後

		正常発達	脳性麻痺	死亡
急性期異常	なし	4	2	0
	軽度	0	1	0
	中等度	0	0	0
	高度	0	1	1
	最高度	0	0	2
慢性期異常	なし	4	1	—
	disorganized pattern	0	3	—

成長が劣るのみならず，脳波の成熟遅延（すなわち，dysmature pattern）が観察され（表Ⅵ8），将来の知的発達症のリスクとなる．一方，急性期離脱後循環不全は出生後発症のPVLの原因のひとつでもあるが，急性期離脱後循環不全を呈した超早産児は，修正36〜40週で高率にdysmature patternを呈し，やはり将来の知的発達予後あるいはWest症候群の発症との関連が報告されている（表Ⅵ9）．超早産児にとって正常な脳発達を促すことが重要なキーワードである今日の新生児医療において，経時的に脳波検査を行い，修正齢に見合った脳成熟が得られるかどうかを評価することは新生児医療において重要であろう．

新生児発作

ビデオ脳波検査は新生児発作診断のgold standardである．その理由は，新生児期は臨床症状を伴わない脳波上の発作（subclinical seizure）が高率であり，逆に，臨床的に新生児発作が疑われても脳波に発作時変化を伴わないことがしばしば経験される．過去に微細発作に含まれた，ペダル漕ぎ運動，クロール様運動などの四肢の交互運動は，発作時変化を伴わないため非てんかん性異常運動に分類される．真の新生児発作に対し抗てんかん薬を投与すると，発作症状は消失するが脳波上の発作時変化は残存しsubclinical seizureにしばしば移行する．この時脳波記録を怠ると，不完全な治療をもたらす結果となる．このように，脳波検査は診断のみならず治療効果の判定においても重要である．発作が疑われた場合，少なくとも24時間は脳波によるモニタリングを施行するべきである．

新生児発作の適切な管理はある程度予後に影響するであろうが，基礎疾患とその重症度のほうが予後に影響することが知られる．発作間歇期の脳波所見は新生児発作を呈する児の予後予

VI 新生児脳波の実際とその応用

表VI-8 dysmature pattern の出現様式

	症例	24週	28週	32週	36週	栄養不良の原因
DMPが持続した例	1	○　　○		●　●	●　●　●	壊死性腸炎
	2	○　○		○　　●	●　●　●　●	壊死性腸炎
	3	○	○　○　○	○　●　●	●　●　●	胎便栓症候群
	4		○　○　○	●　●　●	●　●　●	感染症
	5			●　●　●	●　●　●	動脈管開存症
	6		○　○　○	●	●　●	栄養不良なし
DMPが一時的に出現した例	7	○○	○	●　●	●　○　○	感染症
	8		○	●　●	●	feeding intolerance
	9		○　○	●　　●	○　○	feeding intolerance

● : dysmature pattern（DMP）あり，○ : DMP なし

表VI-9 超早産児の West 症候群と様々な因子

	West 症候群あり (n = 3)	West 症候群なし (n = 29)	
壊死性腸炎	0	2（7％）	NS
早期経腸栄養確立	1（33％）	24（83％）	NS
晩期循環不全	3（100％）	6（21％）	p＜0.05
ⅢまたはⅣ度脳室内出血	0	2（7％）	NS
脳室周囲白質軟化症	0	2（7％）	NS
修正 36〜40 週の dysmature pattern	3（100％）	10（34％）	p＝0.058
修正 40 週の頭囲＜10 percentile	3（100％）	1（3％）	p＜0.01

NS : not significant

測のうえで有用である．例えば，発作間歇期の脳波に高度な急性期異常を認めれば予後不良を示唆し，dysmorphic pattern を認めれば脳形成異常などが示唆される．一方，良性新生児けいれんでは，発作が頻回であっても，発作間歇期脳波所見は正常であり，予後は良好である．

したがって，新生児発作が疑われた場合，速やかにビデオ脳波記録を開始し，最短 24 時間は観察することが推奨される．真の発作が捕捉されれば，脳波上の発作頻度を参考に抗けいれん薬を考慮する．発作が消失して少なくとも 24 時間が経過するまでは脳波モニタリングを行うべきである．

（城所博之）

あとがき

　医学部卒業後2年目の秋，小児科医局内で先輩医師が楽しそうに新生児脳波の所見について議論をしている姿をみた．私も輪に入りたくて教えを乞うたが叶わなかった．生後数日の早産児脳波から，「あの児はPVLになる」と予言してみせ，実際に超音波検査で嚢胞をみせられた際はぞくぞくした．1年後，念願だった新生児脳波の指導を受けはじめた．その時のテキストが「誰でも読める新生児脳波」初版のもととなった早川文雄先生の手書きの資料であった．当時，私の判読レポートに熱血的な赤ペン指導をしてくださったのは加藤　徹先生であった．その後も新生児脳波への興味は尽きず，卒後3年目にはあちこちの病院に出向き，新生児脳波を読み漁った．大学のNICUに深夜に訪れ，自分で脳波計を運び電極を装着し，クベースの前で1時間鎮座すると0時を過ぎた．

　新生児脳波の判読の曖昧さに疑問を抱く人もいる．しかし，ゴッホとシャガールの絵の違いを誰でも見抜けるように（ことばで説明することは難しくとも），PVLのdisorganized patternが見抜けるのだと思う．そのことがPVLの早期診断や治療に結び付くのであれば，私は見抜きたい．「脳波判読千例にして一人前」の世界では，経験は欠かせない．しかし，多くの人に効率的に伝達し共通認識をもつためには言語化は不可欠である．「誰でも読める新生児脳波」は新生児脳波判読の，ややもすると絵画的特徴を，初心者にわかりやすく，親しみやすいように言語化・概念化して書かれた稀有の教科書であった．

　新版編集の話をいただいた時は素直に嬉しかった．しかし，もっと嬉しかったことは，著者の先生方が新たに素晴らしい原稿や選りすぐりの脳波サンプルを作成してくれたことである．年を重ねてわかる，驚きと感嘆・感謝の入り混じった感情である．また，診断と治療社の川口氏と馬場氏の提案やアドバイスならびにペース・メイキングにも心から感謝したい．

　最後に，できあがったゲラの多くに目を通していただき，ご助言をいただいた渡邊一功先生に深謝したい．渡邊先生の新生児脳波に関する知識や経験は，自分から遥か遠く及ばない．また，私が20年近くも新生児脳波から興味が失せずに対峙できるのも，渡邊先生や奥村先生をはじめ多くの先生方から絶えず新しい知識の芽をいただく幸運に恵まれているからに違いない．私も，この本の読者の皆さんに同じことをできているだろうか？

　名大小児神経研究室内にある「All Children become great Watanabrains」の絵を前に

2019年5月

名古屋大学医学部小児科
城所博之

文 献

各項目における主要な文献を欧文と和文に分けて著者名順に掲載する

I 総 論
C 睡眠段階と脳波パターン

- 渡邊一功：新生児脳波入門．新興医学出版社，2002

II 正常脳波
A 新生児の脳波パターン

- Connell JA, et al. : Continuous 4-channel EEG monitoring : a guide to interpretation, with normal values, in preterm infants. Neuropediatrics 18 : 138-145, 1987
- Watanabe K, et al. : Neurophysiological approaches to the normal and abnormal developmeny of CNS in early life. Asian Med J 21 : 421-450, 1978
- Watanabe K, et al. : Spindle-like fast rhythms in the EEGs of low-birth weight infants. Dev Med Child Neurol 14 : 378-381, 1972
- 渡邊一功：新生児脳波入門．新興医学出版社，2002

III 異常脳波
A 異常脳波の考えかた
B 急性期異常

- Hayakawa F, et al. : Determination of timing of brain injury in preterm infants with periventricular leukomalacia with serial neonatal electroencephalography. Pediatrics 104 : 1077-1081, 1999
- Hayashi-Kurahashi N, et al. : EEG for predicting early neurodevelopment in preterm infants : an observational cohort study. Pediatrics 130 : e891-897, 2012
- Maruyama K, et al. : Prognostic value of EEG depression in preterm infants for later development of cerebral palsy. Neuropediatrics 33 : 133-137, 2002
- Takeuchi T, et al. : The EEG evolution and neurological prognosis of neonates with perinatal hypoxia. Brain Dev 11 : 115-120, 1989
- Watanabe K, et al. : Behavioral state cycles, background EEGs and prognosis of newborns with perinatal hypoxia. Electroencephalogr Clin Neurophysiol 49 : 618-625, 1980
- Watanabe K, et al. : Neonatal EEG : a powerful tool in the assessment of brain damage in preterm infants. Brain Dev 21 : 361-372, 1999
- Watanabe K : The neonatal electroencephalogram and sleep cycle patterns. Eyre JA ed, The Neurophysiological Examination of the Newborn infant, pp.11-47, 1992
- 竹内達生，他：周生期低酸素性脳症における新生児期脳波の記録時期と予後．臨床脳波 30：811-814，1988
- 渡邊一功：周生期低酸素症の脳波．臨床脳波 22：627-636，1980
- 渡邊一功：新生児脳波入門．新興医学出版社，2002

C 慢性期異常

- Hayakawa F, et al. : Disorganized patterns ; chronic-stage EEG abnormality of the late neonatal period following severely depressed EEG activities in early preterm infants. Neuropediatrics 28 : 272-275, 1997
- Hayakawa F, et al. : Dysmature EEG pattern in EEGs of preterm infants with cognitive impairment ; maturation arrest caused by prolonged mild CNS depression. Brain Dev 19 : 122-125, 1997
- Okumura A, et al. : Developmental outcome and types of chronic-stage EEG abnormalities in preterm infants. Dev Med Child Neurol 44 : 729-734, 2002

C-1 disorganized pattern

- Hayakawa F, et al. : Disorganized patterns ; chronic-stage EEG abnormality of the late neonatal period following severely depressed EEG activities in early preterm infants. Neuropediatrics 28 : 272-275, 1997
- Okumura A, et al. : Abnormal sharp transients on electroencephalograms in preterm infants with periventricular leukomalacia. J Pediatr 143 : 26-30, 2003
- Okumura A, et al. : Positive rolandic sharp waves in preterm infants with periventricular leukomalacia ; their relation to background electroencephalographic abnormalities. Neuropediatrics 30 : 278-282, 1999
- Sofue A, et al. : Sharp waves in preterm infants with periventricular leukomalacia. Pediatr Neurol 29 : 214-217, 2003

C-2 dysmature pattern

- Hayakawa F, et al. : Dysmature EEG pattern in EEGs of preterm infants with cognitive impairment : maturation arrest caused by prolonged mild CNS depression. Brain Dev 19 : 122-125, 1997
- Hayakawa M, et al. : Nutritional state and growth and functional maturation of the brain in extremely low birth weight infants. Pediatrics 111 : 991-995, 2003
- Okumura A, et al. : Developmental outcome and types of chronic-stage EEG abnormalities in preterm infants. Dev Med Child Neurol 44 : 729-734, 2002

IV 新生児発作
A 新生児発作総論

- Abend NS, et al. : Neonatal seizures. In. Volpe's Neurology of the Newborn, 6th ed. (Volpe JJ, et al eds.), Elsevier, 275-322, 2018
- Alfonso I, et al. : Continuous-display four-channel electroencephalographic monitoring in the evaluation of neonates with paroxysmal motor events. J Child Neurol 16 : 625-628, 2001
- Bye AM, et al. : Spatial and temporal characteristics of neonatal seizures. Epilepsia 36 : 1009-1016, 1995
- Clancy RR, et al. : The exact ictal and interictal duration of electroencephalographic neonatal seizures. Epilepsia 28 : 537-541, 1987
- Clancy RR : Prolonged electroencephalogram monitoring for seizures and their treatment. Clin Perinatol 33 : 649-665, 2006
- Diagnosis and management of neonatal seizures. (Mizrahi EM, et al eds.), Lippincott-Raven, 1998
- Fisher RS, et al. : Operational classification of seizure types by the International League Against Epilepsy : Position Paper of the ILAE Commission for Classification and Terminology. Epilepsia 58 : 522-530, 2017
- Hayakawa F, et al. : Fz theta/alpha bursts : a transient EEG pattern in healthy newborns. Electroencephalogr Clin Neurophysiol 67 : 27-31, 1987
- Ronit M Pressler et al. : The ILAE Classification of Seizures & the Epilepsies : Modification for Seizures in the Neonate. Proposal from the ILAE Task Force on Neonatal Seizures https://www.ilae.org/files/dmfile/NeonatalSeizureClassification-ProofForWeb.pdf（2019年3月17日アクセス）
- Malone A, et al. : Interobserver agreement in neonatal seizure identification. Epilepsia 50 : 2097-

2101, 2009
- Murray DM, et al. : Defining the gap between electrographic seizure burden, clinical expression and staff recognition of neonatal seizures. Arch Dis Child Fetal Neonatal Ed 93 : F187-F191, 2008
- Pressler RM, et al. : The ILAE Classification of Seizures & the Epilepsies : Modification for Seizures in the Neonate. Proposal from the ILAE Task Force on Neonatal Seizures https://www.ilae.org/files/dmfile/NeonatalSeizureClassification-ProofForWeb.pdf（2018年12月31日アクセス）
- Scheffer IE, et al. : ILAE classification of the epilepsies : Position paper of the ILAE Commission for Classification and Terminology. Epilepsia 58 : 512-521, 2017
- Scher MS, et al. : Electrographic seizures in preterm and full-term neonates : clinical correlates, associated brain lesions, and risk for neurologic sequelae. Pediatrics 91 : 128-134, 1993
- 奥村彰久・監：新生児発作と脳波モニタリング．診断と治療社，2009
- 渡邊一功：新生児脳波入門．新興医学出版社，2002

V aEEG

A aEEG 総論

- Burdjalov VF, et al. : Cerebral function monitoring : a new scoring system for the evaluation of brain maturation in neonates. Pediatrics 112 : 855-861, 2003
- Hellström-Westas L, et al. : Continuous brain-function monitoring : state of the art in clinical practice. Semin Fetal Neonatal Med 11 : 503-511, 2006
- Kidokoro H, et al. : What does cyclicity on amplitude-integrated EEG mean ? J Perinatol 32 : 565-569, 2012

B 急性期異常

- Bowen JR, et al. : Decreased aEEG continuity and baseline variability in the first 48 hours of life associated with poor short-term outcome in neonates born before 29 weeks gestation. Pediatr Res 67 : 538-544, 2010
- Del Río R, et al. : Amplitude Integrated Electroencephalogram as a Prognostic Tool in Neonates with Hypoxic-Ischemic Encephalopathy : A Systematic Review. PLoS One 11 : e0165744, 2016
- Kato T, et al. : Amplitude-integrated electroencephalography in preterm infants with cystic periventricular leukomalacia. Early Hum Dev 87 : 217-221, 2011
- Kidokoro H, et al. : Absent cyclicity on aEEG within the first 24 h is associated with brain damage in preterm infants. Neuropediatrics 41 : 241-245, 2010
- Olischar M, et al. : Amplitude-integrated electroencephalography and MRI findings in a case of severe neonatal methicillin-resistant Staphylococcus aureus meningitis. BMJ Case Rep 2010 Dec 20 : 2010
- Toet MC, et al. : Amplitude integrated EEG 3 and 6 hours after birth in full term neonates with hypoxic-ischaemic encephalopathy. Arch Dis Child Fetal Neonatal Ed 81 : F19-F23, 1999
- van Rooij LG, et al. : Recovery of amplitude integrated electroencephalographic background patterns within 24 hours of perinatal asphyxia. Arch Dis Child Fetal Neonatal Ed 90 : F245-F251, 2005
- Weeke LC, et al. : Severe hypercapnia causes reversible depression of aEEG background activity in neonates : an observational study. Arch Dis Child Fetal Neonatal Ed 102 : F383-F388, 2017

- Zhang L, et al. : Hyperbilirubinemia Influences Sleep-Wake Cycles of Term Newborns in a Non-Linear Manner. PLoS One12 : e0169783, 2017

ⓒ 新生児発作

- Hellström-Westas L : Amplitude-integrated electroencephalography for seizure detection in newborn infants. Semin Fetal Neonatal Med 23 : 175-182, 2018
- Murray DM, et al. : Defining the gap between electrographic seizure burden, clinical expression and staff recognition of neonatal seizures. Arch Dis Child Fetal Neonatal Ed 93 : F187-F191, 2008

Ⅵ 新生児脳波の実際とその応用

ⓒ 新生児期における脳波の臨床応用

- Hayakawa M, et al. : Nutritional state and growth and functional maturation of the brain in extremely low birth weight infants. Pediatrics 111 : 991-995, 2003
- Kato T, et al. : Electroencephalographic aspects of periventricular hemorrhagic infarction in preterm infants. Neuropediatrics 35 : 161-166, 2004
- Kato T, et al. : Prolonged EEG depression in term and near-term infants with hypoxic ischemic encephalopathy and later development of West syndrome. Epilepsia 51 : 2392-2396, 2010
- Kidokoro H, et al. : Chronologic changes in neonatal EEG findings in periventricular leukomalacia. Pediatrics 124 : e468-475, 2009
- Kubota T, et al. : Combination of neonatal electroencephalography and ultrasonography : sensitive means in early diagnosis of periventricular leukomalacia. Brain Dev 24 : 698-702, 2002
- Kubota T, et al. : Relation between the date of cyst formation observable on ultrasonography and the timing of injury determined by serial encephalography in preterm infants with periventricular leukomalacia. Brain Dev 23 : 390-394, 2001
- Maruyama K, et al. : Prognostic value of EEG depression in preterm infants for later development of cerebral palsy. Neuropediatrics 33 : 133-137, 2002
- Okumura A, et al. : Hypocarbia in preterm infants with periventricular leukomalacia : the relation between hypocarbia and mechanical ventilation. Pediatrics 107 : 469-475, 2001
- Okumura A, et al. : West syndrome in extremely preterm infants. Its relation to postnatal events. Arch Dis Child Fetal Neonatal Ed 93 : F326-327, 2008
- Tsuji T, et al. : Differences between periventricular hemorrhagic infarction and periventricular leukomalacia. Brain Dev 36 : 555-562, 2014
- Watanabe K, et al. : Behavioral state cycles, background EEGs and prognosis of newborns with perinatal hypoxia. Electroencephalogr Clin Neurophysiol 49 : 618-625, 1980
- 奥村彰久, 他：基底核視床病変と新生児発作. 小児科 49：875-881, 2008

INDEX

和文

あ
- アーチファクト ... 3, 97
- 圧縮脳波 ... 19, 112, 151
- インピーダンス ... 212
- 鋭波群発 ... 87
- 遠隔症候性 ... 160
- オトガイ筋電図 ... 7

か
- 過剰驚愕症 ... 167
- 基線 ... 75
- 急性期異常 ... 110, 221
- 急性期離脱後循環不全 ... 223
- 急性症候性 ... 160
- 急性脳侵襲 ... 5
- 急速眼球運動 ... 7
- 筋電図 ... 103
- 群発間間隔 ... 19
- 高振幅徐波パターン ... 7, 51
- 交代性パターン ... 7, 39
- 後頭部鋭波群発 ... 88
- 高頻度振動人工換気 ... 99
- 交流 ... 105
- 交流ノイズ ... 213
- 国際抗てんかん連盟 ... 161
- 混合パターン ... 7, 75

さ
- サイクリング ... 178
- 最小振幅値 ... 179, 196
- 最大振幅値 ... 179

- 自己終息性 ... 160
- 持続正常電位パターン ... 180, 188
- 持続低電位パターン ... 188
- 周産期脳障害 ... 2
- 修正週数 ... 5
- 徐波 ... 16
- 自律神経症状 ... 162
- 新生児脳症 ... 2
- 新生児発作 ... 195
- 振幅低下 ... 117
- 睡眠段階 ... 4
- 静睡眠 ... 4, 16
- 生理的 transients ... 7, 17
- 前頭部鋭波 ... 93
- 早産児 ... 2
- 早産児の脳波活動低下分類 ... 117

た
- 体動 ... 103
- 多型性 ... 20
- ちく搦 ... 166
- 中心部陽性鋭波 ... 134, 135
- 超早産児 ... 85
- 鎮静薬 ... 119
- 低酸素性虚血性脳症 ... 220
- 低振幅不規則パターン ... 7, 63
- 低体温療法 ... 115
- てんかん性スパズム ... 163
- 電極不安定 ... 98
- 動睡眠 ... 4, 16
- 突発波 ... 21

な
- 入眠期 ... 4
- ノイズフィルタ ... 214
- 脳機能抑制 ... 5
- 脳形成異常 ... 3
- 脳室周囲出血性梗塞 ... 220
- 脳室周囲白質軟化症 ... 220
- 脳室内出血 ... 222
- 脳波活動低下所見 ... 110
- 脳波コードシステム ... 8

は
- バースト・サプレッションパターン ... 188
- ハイカットフィルタ ... 214
- バンド幅 ... 179
- 皮質起源 ... 162
- 非発作性エピソード ... 165
- 非連続正常電位パターン ... 188
- 非連続性パターン ... 7, 39
- 不関電極 ... 212
- 不定睡眠 ... 9, 16
- 平坦活動パターン ... 188
- 変遷性発作 ... 165
- ボディアース ... 213
- ポリグラフ ... 7

ま
- 慢性期異常 ... 130, 221
- モンタージュ ... 216

ら
- リファレンス ... 212

リモントージュ ……………… 137
リモントージュ・リフィルタリング
　　……………………………… 138
良性新生児睡眠時ミオクローヌス
　　……………………………… 167
連続性低下 …………………… 115
連続性パターン ………………… 18
ローカットフィルタ ………… 215

わ

渡邊の分類 …………………… 110

欧文

A

acute symptomatic …………… 160
aEEG（amplitude-integrated
　electroencephalography）
　　…………………… 176, 195
AS（active sleep）………… 4, 16

B

bandwidth …………………… 179
behavioral state cycle ……… 217
brush …………………………… 24
brush/delta brush …………… 23
BS（burst-suppression）…… 188
Burdjalov によるスコアリング法
　　……………………………… 181

C

CLV（continuous low voltage）
　　……………………………… 188
CNV（continuous normal voltage）
　　………………………… 180, 188
cycling ……………………… 178

D

disorganized pattern
　　………………… 108, 130, 221
DNV（discontinuous normal
　voltage）…………………… 188
delta brush …………………… 24
dysmature pattern
　　………………… 108, 130, 145, 223

dysmorphic pattern
　　………………… 108, 130, 153

E・F

electro-clinical dissociation …… 160
frontal abnormal sharp waves
　　……………………………… 133
frontal sharp bursts ………… 23
frontal sharp transients …… 24
FT（flat trace）…………… 188
Fz/Cz theta/alpha bursts …… 24
Fz/Cz rhythmic alpha ……… 24

H

HFO（high frequency oscillatory
　ventilation）……………… 99
HIE（hypoxic ischemic
　encephalopathy）………… 220
high amplitude theta ………… 23
HVS（high voltage slow）… 7, 51
hyperekplexia ……………… 167

I

IBI（interburst interval）…… 19
ILAE（International League
　Against Epilepsy）……… 161
IS（indeterminate sleep）… 9, 16

J・L

jitteriness ………………… 166
lower border ……………… 179
LVI（low voltage irregular）
　　……………………………… 7, 63

M

M（mixed pattern） ······ 7, 75
mechanical brush ······ 136
mild dysmature pattern ······ 145
Mizrahi らの分類 ······ 162

N・O

non-seizure episodes ······ 165
occipital sharp bursts ······ 23
occipital abnormal sharp waves
 ······ 133, 140

P

PRS（positive rolandic sharp
 waves） ······ 134, 135
PVHI（periventricular
 hemorrhagic infarction） ······ 220
PVL（periventricular
 leukomalacia） ······ 220

Q・R

QS（quiet sleep） ······ 4, 16
remote symptomatic ······ 160
rhythmic temporal theta ······ 23

S

saw-tooth pattern ······ 199
self-limited ······ 160
sequential seizure ······ 165
severe dysmature pattern ······ 145
startle ······ 7
subclinical seizure ······ 195, 223
superimposing immature fast
 waves ······ 70

T

TA（alternating tracing／
 tracé alternant） ······ 7, 39
TD（discontinuous tracing／
 tracé discontinù） ······ 7, 39
temporal sharp transients ······ 24
transients ······ 17
twitch ······ 59

U・V・W

upper border ······ 179
Vople 分類 ······ 162
West 症候群 ······ 223

- **JCOPY** 〈(社)出版者著作権管理機構 委託出版物〉
本書の無断複写は著作権法上での例外を除き禁じられています．
複写される場合は，そのつど事前に，(社)出版者著作権管理機構
（電話 03-5244-5088，FAX03-5244-5089，e-mail：info@jcopy.or.jp）
の許諾を得てください．

- 本書を無断で複製（複写・スキャン・デジタルデータ化を含みます）
する行為は，著作権法上での限られた例外（「私的使用のための複
製」など）を除き禁じられています．大学・病院・企業などにお
いて内部的に業務上使用する目的で上記行為を行うことも，私的
使用には該当せず違法です．また，私的使用のためであっても，
代行業者等の第三者に依頼して上記行為を行うことは違法です．

新　誰でも読める新生児脳波　　　　　　　　ISBN978-4-7878-2393-9
2019年6月10日　初版第1刷発行

〈旧版〉
2008年10月30日　初版第1刷発行
2009年3月30日　初版第2刷発行

編　　　集	奥村彰久，城所博之
発 行 者	藤実彰一
発 行 所	株式会社　診断と治療社
	〒100-0014　東京都千代田区永田町 2-14-2　山王グランドビル4階
	TEL：03-3580-2750（編集）　03-3580-2770（営業）
	FAX：03-3580-2776
	E-mail：hen@shindan.co.jp（編集）
	eigyobu@shindan.co.jp（営業）
	URL：http://www.shindan.co.jp/
表紙デザイン	株式会社　ジェイアイ
印刷・製本	図書印刷株式会社

© Akihisa OKUMURA, Hiroyuki KIDOKORO, 2019. Printed in Japan.　　　　［検印省略］
乱丁・落丁の場合はお取り替えいたします．